Dᴿ ROUX DE BRIGNOLES

Manuel
des Amputations du Pied

Préface du Profʳ Ollier

G. MASSON. Editeur

Te 100
272

MANUEL

DES

AMPUTATIONS DU PIED

Tous droits réservés.

27797. — Paris, Imprimerie LAHURE, rue de Fleurus, 9.

MANUEL

DES

AMPUTATIONS DU PIED

PAR

G. ROUX DE BRIGNOLES

Professeur suppléant à l'École de médecine de Marseille
Chirurgien des hôpitaux

PRÉFACE

DE

M. L. OLLIER

Professeur de clinique chirurgicale à la Faculté de médecine de Lyon
Correspondant de l'Institut

BIBLIOTHÈQUE NATIONALE — IMPRIMÉS

PARIS

G. MASSON, ÉDITEUR

120, BOULEVARD SAINT-GERMAIN, EN FACE DE L'ÉCOLE DE MÉDECINE

1894

PRÉFACE

Le travail que publie aujourd'hui M. Roux (de Brignoles) me paraît destiné à rendre les plus grands services, non seulement aux étudiants qui veulent s'exercer à la pratique des opérations sur le cadavre, mais aux chirurgiens qui ont besoin de prendre une idée exacte des procédés pour pouvoir les comparer entre eux et choisir le plus approprié au malade qu'ils ont sous les yeux.

Sous un petit volume, le *Manuel des amputations du pied* contient les données essentielles pour la solution des questions pratiques qu'il soulève. Grâce au nombre considérable de gravures intercalées dans le texte, grâce aux planches finales qui représentent sous ses aspects divers la région à opérer, il a été possible à l'auteur de tracer en peu de mots les règles opératoires et de grouper dans des tableaux schématiques les procédés qu'il est utile de comparer.

Ces figures qui rendent facile la compréhension des procédés les plus complexes et qui permettent d'en saisir d'un coup d'œil les données essentielles sont aujourd'hui indispensables dans tout traité de médecine opératoire. Elles sont tellement utiles qu'on se demande comment on a pu s'en passer autrefois. Ceux qui ont eu à faire leur éducation opératoire avec le manuel de Malgaigne, si remarquable d'ailleurs, ou avec les traités de Velpeau et de Lisfranc, devaient surmonter des difficultés qui étaient doublées par l'absence ou l'insuffisance de l'enseigne-ment pratique, à peine ébauché dans les Facultés les mieux pourvues. Aujourd'hui il n'en est plus heureusement ainsi, et tous les traités ou manuels de médecine opératoire parus depuis trente ans ont eu recours à l'illustration du texte par des figures plus ou moins nombreuses. Sous ce rapport le Précis de M. Roux est plus riche qu'aucun des manuels publiés en France ou à l'étranger.

Les manuels sont plutôt des guides d'amphithéâtre que des guides pratiques. Le procédé opératoire est tout ce qu'ils peuvent enseigner ; les indications sont nécessairement passées sous silence ou écourtées à cause du peu d'espace dont l'auteur peut disposer sans dépasser les proportions d'un manuel. Avec le nombre limité de pages dans lequel il a circonscrit son sujet, M. Roux n'a donc pas pu discuter ni approfondir les indications, ni montrer les résultats des diverses opérations qu'il dé-crit ; mais il a débuté par un chapitre de la plus haute importance qui mettra le lecteur à même de juger la valeur des procédés qui sont décrits plus loin. Ce chapitre fondamental procède d'une tout autre idée que les généralités qui précèdent la description des opérations en particulier dans la plupart des manuels classiques.

A part quelques perfectionnements de détail dans la technique, beau-coup d'amputations du pied sont encore décrites aujourd'hui comme on le faisait il y a quarante ans. M. Roux s'est demandé s'il n'y avait pas autre chose à faire pour perfectionner les résultats opératoires, pour obtenir des moignons mieux matelassés, plus persistants dans leur forme et plus constamment indolents que ceux qu'on obtenait jusqu'ici. Il s'est alors rattaché à la méthode sous-périostée et il en montre les avantages au point de vue de la simplicité de la technique et du perfec-tionnement du résultat. Il fait voir la supériorité de la rugine sur le bistouri pour conserver tous les tissus utiles à la confection des moignons. Il montre si bien les avantages de cette méthode, que le lecteur qui aura pris connaissance de ce premier chapitre sera à même de discerner, dans la foule de procédés qu'il est d'usage de décrire ou de citer, celui qui répondra le mieux à cette indication fondamentale. La méthode sous-périostée peut être adaptée à la plupart des procédés, quelles que soient les incisions cutanées, sauf aux procédés par transfixion qui n'ont plus de raison d'être aujourd'hui, du moment qu'il ne s'agit plus d'opérer le plus rapidement possible. La durée d'une opération n'est qu'une question secondaire, puisqu'on n'a plus à compter avec les souffrances du malade.

Quant à nous, depuis que nous avons émis le principe et indiqué les principales applications des amputations et désarticulations sous-périostées, nous avons en leurs avantages une confiance croissante et que l'expérience clinique vient confirmer de plus en plus. Pour les amputations du pied, et en particulier pour la désarticulation du gros orteil et pour la désarticulation tibio-tarsienne, notre méthode nous a donné des résultats qui nous paraissent de plus en plus propres à entraîner la conviction de ceux qui douteraient encore de son efficacité.

Nous ne pouvons donc que féliciter M. Roux d'être résolument sorti des sentiers battus et d'avoir montré que, comme pour les résections, la méthode sous-périostée doit réaliser un grand progrès dans les amputations traumatiques et dans les amputations pour ostéo-arthrites chroniques. Ce n'est que pour les lésions néoplasiques qu'il faut conserver l'ancienne méthode d'amputation, et encore pour les néoplasmes bénins ou à marche lente faut-il faire une opération parostale.

Avec ces idées doctrinales, le choix entre les procédés devient facile à faire, et l'on comprend qu'un certain nombre de procédés qu'on cite par habitude ou pour rendre hommage à leurs inventeurs n'aient plus dorénavant qu'un intérêt historique. Il est très utile cependant de faire connaître les variétés et même les petites modifications dans la taille des lambeaux, car les limites de la lésion ne permettent pas toujours d'adopter le procédé qui, en principe, devrait être choisi. Il faut alors indiquer aux élèves et aux chirurgiens peu expérimentés le moyen de tirer parti de tout ce qui peut servir à recouvrir les têtes osseuses ou les articulations mises à nu. Sous ce rapport, on sera complètement édifié par les tableaux et les descriptions de M. Roux.

La publication du jeune chirurgien des hôpitaux de Marseille est un heureux début dans la littérature médicale ; elle rappellera l'attention sur un nom depuis longtemps honoré dans la médecine opératoire. Elle est, en outre, une nouvelle preuve du travail de décentralisation qui s'est opéré en France depuis quelques années et qui s'accentue de plus en plus à mesure que se multiplient les sessions du Congrès de chirurgie.

OLLIER.

Lyon, 19 janvier 1894.

INTRODUCTION

Un traité des amputations qui se pratiquent sur le pied, pourrait paraître superflu à ceux qui ont pu apprécier la valeur des ouvrages classiques; celle surtout du traité si remarquable de M. le professeur Farabeuf. Mais, il faut bien le dire, la connaissance approfondie du rôle réparateur joué par le périoste et de la supériorité incontestable des moignons dans lesquels on a pu le conserver, doit donner à la technique opératoire une orientation nouvelle. Essayer de rendre pratique la médecine opératoire d'une région aussi importante en adaptant aux procédés un peu surannés que l'on décrit ordinairement la véritable méthode d'exérèse qui leur convient, tel a été notre principal but.

Nous avons voulu aussi répondre à un besoin, souvent constaté chez nos élèves.

L'étudiant à l'amphithéâtre, le chirurgien se disposant à opérer, demandent, non des ouvrages de fond leur permettant d'étudier complètement et scientifiquement l'opération qu'ils vont pratiquer, mais au contraire une synthèse, un schéma, leur rappelant d'un coup d'œil la disposition anatomique de la région, et les connaissances chirurgicales précédemment acquises. Les Allemands ont parfaitement compris cela, et l'ouvrage de Löbker (traduction de Hanquet) tente de réaliser ce desideratum, mais il ne montre pour chaque opération, qu'un seul procédé dont le choix ne saurait toujours être approuvé; de plus, les figures consacrées aux opérations se pratiquant sur le pied, ne permettent pas de se rendre un compte suffisant des repères si importants de cette région.

Au membre supérieur et à la jambe, l'anatomie du squelette étant plus simple, les méthodes opératoires moins nombreuses, nous avons cru devoir nous limiter à l'étude du pied; ici au contraire la multiplicité des interlignes, les difficultés opératoires que rencontraient les chirurgiens, ont donné naissance à des procédés fort variés. Certains n'ont plus pour nous qu'un intérêt historique, d'autres au contraire ont une incontestable valeur, mais leur nombre fatigue l'attention et cause peu à peu leur oubli.

Les rappeler, exposer d'une façon schématique les principaux d'entre eux pour en faciliter l'étude, tel est le but de cet ouvrage. Notre intention étant de remettre en mémoire des connaissances déjà acquises, on ne trouvera pas ici des descriptions anatomiques détaillées, mais des planches moins complètes, à la vérité, que celles des atlas classiques, simplifiées au contraire, schématisées pour rappeler à la simple inspection les souvenirs du chirurgien. C'est sur des dissections minutieuses que M. le professeur Caillol de Poncy, grâce à son incontestable habileté, a pu obtenir des clichés très complets et d'une netteté absolue. Nous en avons conservé les parties essentielles, et les figures ainsi obtenues montrent à l'opéteur les éléments importants de la région.

Autre part se trouvent réunis les repères osseux, tendineux, artériels, etc., qui, présentés ainsi dépouillés de tout accessoire, guident plus sûrement les recherches. Là, comme dans toutes les figures de notre ouvrage. M. Brun, chirurgien des Hôpitaux et M. André, interne des Hôpitaux, nous ont prêté le précieux concours de leur habileté de dessinateur et de leur science chirurgicale, préparant ainsi la tâche de M. Daleine dont la plume délicate et si sûre a su donner à ses planches un aspect véritablement artistique tout en leur conservant une rigoureuse exactitude.

Pour chaque opération en particulier, nous avons essayé de rendre fidèlement compte du tracé de l'incision, en photographiant le squelette dans la position la plus favorable ; nous espérons avoir ainsi obtenu l'exactitude absolue des repères, tout en facilitant la tâche de l'opérateur. Enfin, nous avons pour le texte recherché toute la clarté et la concision possibles, en essayant de ne rien omettre d'important. Nous avons souvent dû faire abstraction du côté artistique du dessin, voulant tout sacrifier à l'exactitude.

Qu'il nous soit permis, en terminant, de remercier profondément M. le professeur Ollier, de sa bonté à notre égard ; il nous a montré encore une fois combien la cause des travailleurs lui était chère et quel intérêt il porte toujours à ce qui touche au grand art chirurgical.

CHAPITRE PREMIER

RÈGLES

QUI DOIVENT PRÉSIDER A LA CONFECTION DES MOIGNONS

La ligne de conduite du chirurgien dans toute désarticulation ou amputation, doit être de fournir à son opéré un moignon solide, bien matelassé, résistant au choc, insensible à la pression ; c'est ainsi qu'il arrive à atténuer, dans la mesure du possible, les inconvénients de la mutilation que va subir le malade. Cette règle, générale pour toute région et pour tout segment de membre, devient encore plus sévère dans les exérèses des extrémités, et principalement dans celles qui portent sur le pied, car la station debout et la marche ultérieure dépendent de l'indolence, de la bonne constitution, de la nutrition du moignon.

Infériorité des méthodes anciennes. — Ce simple exposé du but de l'opération modèle permet de juger, au point de vue chirurgical, combien laissent à désirer les anciens procédés en général, et bon nombre de ceux qui, plus modernes, négligent la conservation du périoste. C'est, quand elle est possible, par cette dernière méthode, régulièrement exécutée, que l'on obtient les meilleurs résultats plastiques et fonctionnels.

De la méthode sous-périostée. — *Sa valeur.* — Depuis longtemps déjà les découvertes du professeur Ollier sur la régénération des os l'avaient conduit théoriquement à ces conclusions, que toutes ses opérations ultérieures ont pleinement confirmées, apportant ainsi à l'appui de la démonstration complète de cette vérité l'immense autorité de leur nombre et de la valeur des résultats obtenus.

Malgré ces exemples si multiples et si convaincants, nous ne trouvons pas que la route, si largement tracée cependant par l'illustre chirurgien de Lyon, soit généralement suivie. Peut-être cela tient-il à ce que l'on considère généralement le décollement périosté comme faisant plus particulièrement partie du manuel opératoire des résections ; à la suite de cette idée erronée, son utilité incontestable dans les désarticulations a passé inaperçue, faisant dès lors la place plus grande aux procédés à lambeaux et aux méthodes à grands délabrements.

A notre avis, il y a là une erreur considérable, car dans le sujet qui nous occupe, la méthode sous-périostée a une supériorité immense sur toutes les autres. Cette méthode, basée sur les résultats obtenus par Ollier[1] dans ses belles études sur la régénération des os par le périoste, consiste, quand on pratique l'extirpation d'un os ou d'un fragment osseux, dans la conservation du périoste adhérent à la face profonde des chairs qui lui fournissent ses vaisseaux nourriciers, et la décortication du tissu osseux.

Une opération ainsi conduite présente de grands avantages : 1° pour le malade, 2° pour le chirurgien.

1° **Avantages pour le malade.** — *Moindre étendue de la surface cruentée.* — La surface cruentée est diminuée dans une étendue considérable. Comparons par exemple la désarticulation du premier métatarsien faite par un procédé à raquette, avec la même opération exécutée en fendant dans la longueur la gaine périostée, décollée ensuite au moyen de la rugine. Dans le premier cas, nous voyons un lambeau s'adaptant bien, mais présentant une surface sanglante considérable, rendue irrégulière par la rétraction inégale des muscles et la marche du couteau ; dans la deuxième au contraire, rien qu'une gaine périostée avec une petite extrémité cruentée. Le traumatisme a donc été diminué dans des proportions considérables ; de plus, le moignon a conservé tous ses éléments constitutifs.

Diminution de l'hémorrhagie et des chances de sphacèle. — Dans une opération de ce genre, la perte de sang est insignifiante ; le chirurgien

1. Ollier. *Traité expérimental et clinique de la régénération des os*, p. 241 et suiv. et *Revue de Chirurgie*, 1882. Des amputations et des désarticulations sous-périostées. C'est dans cette publication que M. Ollier a développé les applications de la méthode des désarticulations sous-périostées dont il avait émis le principe dès ses premiers travaux, 1859.

pénètre jusqu'à l'os en suivant les interstices musculaires, en évitant avec soin les vaisseaux importants qu'il conserve indemnes dans le lambeau. Si dans la libération terminale il faut sectionner une artère, ce sera une seule fois, à son extrémité, quand elle aura donné toutes les branches nécessaires à la nutrition de la région conservée; sa ligature sera facile. Aussi point d'hémorrhagie grave pendant l'opération, et à sa suite point de sphacèle, de gangrène par ischémie.

Comparons ce résultat et ceux obtenus par les anciens procédés. La différence est grande; dans les lambeaux taillés par transfixion, bien que rapidement détachés, la perte de sang était énorme à cause de la multiplicité des orifices vasculaires amenant comme conséquence la longueur de l'hémostase. On pourra objecter que la transfixion est abandonnée, pour la méthode de dissection des lambeaux. Évite-t-on pour cela de couper plusieurs fois la même artère, de la sectionner trop haut, d'où hémorrhagie dans le premier cas, chance de sphacèle dans le deuxième.

A ce genre d'accident était dû le discrédit dans lequel était tombée la désarticulation tibio-tarsienne par le procédé de Syme. Celui-ci, en France, avait dû céder le pas à l'opération de Jules Roux, plus difficile et plus longue, mais protégeant mieux l'artère tibiale postérieure, coupée au contraire plusieurs fois dans le temps difficile de la décortication du calcanéum exécutée par le chirurgien anglais au moyen d'un long couteau. Le nombre des cas de sphacèle du lambeau talonnier était considérable, et l'on était arrivé à montrer comme des raretés ceux où il ne s'était pas produit.

Cette même opération entre les mains du professeur Ollier, avec conservation du périoste calcanéen a donné de très beaux succès, et des moignons d'une utilité bien supérieure à ceux obtenus par les autres procédés. La rugine mordant au besoin dans la substance osseuse du calcanéum, dessine une coque isolant le champ opératoire de la gaine des vaisseaux mis ainsi complètement à l'abri, et qui n'apparaissent même pas aux yeux de l'opérateur.

Danger beaucoup moindre d'infection ultérieure. — La gaine périostée protège contre les infections. Ceci a bien moins d'importance à l'heure actuelle où l'antisepsie nous garantit contre ce danger; n'oublions pas toutefois qu'au pied il existe des gaines synoviales extrêmement nombreuses, se prolongeant très loin, et que d'autre part le chirurgien est exposé à se trouver dans des conditions où, malgré tous ses soins, une infection peut se produire. Il aura bien moins à la craindre avec une membrane isolante continue, que s'il est en présence d'une plaie où des orifices synoviaux multiples sont béants, présentant tout autant de portes d'entrée à l'infection.

Possibilité de la reconstitution de l'os [1]. — *Ses avantages.* — Chez des sujets jeunes, la conservation de la membrane ostéogénique permet d'obtenir la reconstitution d'une masse osseuse qui dans les cas les plus heureux, reprendra la forme, la disposition de la portion d'os enlevée, et par conséquent réparera parfaitement les pertes subies par l'opéré. On pourra obtenir un pareil succès sur un métatarsien par exemple, sur une phalange ; le résultat définitif dans ces circonstances particulièrement favorables nous rapprochera sensiblement de l'état normal.

Dans de moins bonnes conditions on obtient la formation d'une masse osseuse plus éloignée du type initial mais extrêmement utile pour matelasser l'extrémité du moignon, la mettre à l'abri des chocs, lui permettre par les insertions que prennent sur elle les tendons, une série de mouvements d'une utilité incontestable au point de vue de la prothèse. Ces avantages, nous pourrons les obtenir aussi avec la masse fibreuse qui, chez les opérés ayant dépassé l'âge de la reproduction osseuse, remplit un rôle analogue à celui de l'os de nouvelle formation chez les sujets plus jeunes.

Nous ne pouvons trouver de meilleurs exemples que dans les beaux résultats signalés par Ollier dans l'amputation tibio-tarsienne. Les moignons que nous voyons représentés appartiennent à des opérés encore vivants et qui chaque jour donnent des preuves convaincantes de l'excellence du résultat obtenu.

Conservation du système musculaire. — *Moins d'atrophie.* — Nous voyons que les tendons, devenus libres et flottants à la suite de leur section dans les anciens procédés, conservent, dans la méthode d'Ollier, leur adhérence au périoste ; de là résultent leurs insertions à ces masses osseuses ou fibreuses de nouvelle formation et des mouvements du moignon. Une autre conséquence, et non moins importante, est la suivante : le muscle ayant encore une insertion inférieure pourra se contracter, et, de cette façon, conservera un corps sans trop d'atrophie. L'opéré évite ainsi ces déviations ultérieures consécutives à celle-ci qui ont fini par compromettre certaines opérations et surtout celle de Chopart. L'equin varus de

1. Ollier, *loc. cit.* — Pl. V, fig. 2, pl. VI, fig. 1-2, pl. VII, fig. 2.

cette dernière sera alors bien plus facilement évité qu'avec toutes les autres méthodes imaginées pour y obvier.

On évite les sections nerveuses et les paralysies consécutives. — Une autre cause d'atrophie musculaire, plus importante encore, se trouve souvent dans les procédés extra-périostés : c'est la section des troncs nerveux. Le manuel opératoire exposait des chirurgiens, même très habiles, à de semblables accidents, aussi les voyons-nous souvent relatés ; les observations en faisant mention sont très nombreuses, et il nous est permis de penser que si on avait voulu en tenir un compte rigoureux, elles le seraient encore plus. Nous renverrons pour ceci à ce que nous avons déjà dit au sujet des artères : la couche ostéo-périostique isole complètement l'opérateur qui, ne découvrant même pas le tronc nerveux, ne peut, en aucune façon, le blesser.

Comparons, par exemple, le résultat de l'opération de Vladimiroff Mickuliez exécutée avec le manuel opératoire du chirurgien russe, ou suivant celui d'Ollier, et la justesse de notre assertion sera d'une complète évidence.

En résumé, nous trouvons dans cette méthode les avantages suivants : absence d'hémorrhagie, diminution notable du traumatisme, conservation des fonctions des muscles de la jambe, création d'un moignon solide, bien matelassé, susceptible de certains mouvements précieux pour la prothèse, assurant par conséquent à l'opéré une marche facile et indolente.

2° Avantages pour le chirurgien. — Le malade a donc tout à gagner par l'emploi de pareils procédés, mais le chirurgien aussi y trouvera de grands avantages.

Simplification de l'outillage. — L'outillage chirurgical est en effet réduit au minimum ; un bistouri et une rugine suffisent ; il n'est plus besoin de couteaux spéciaux qui, pour n'être pas absolument indispensables, étaient cependant d'une certaine nécessité pour la bonne exécution des anciens procédés.

Diminution dans le nombre des assistants. — Le nombre des aides nécessaires est bien moins grand dans les cas d'amputation sous-périostée que dans les autres. Cet argument, sans valeur pour le chirurgien qui opère dans les grands hôpitaux, en prend au contraire une considérable pour le praticien isolé forcé d'opérer loin des grands centres.

Simplification de la recherche des interlignes. — On sait combien dans certaines amputations du pied, celle exécutée dans l'interligne de Lefranc, par exemple, les anciens chirurgiens ont été souvent arrêtés par les difficultés anatomiques que les modernes n'arrivent à surmonter qu'avec beaucoup de peine, et par la connaissance approfondie des dispositions osseuses et ligamenteuses.

Bien souvent même, malgré toute sa science, l'opérateur sera arrêté par des difficultés inhérentes au sujet lui-même, telle par exemple que l'ossification des ligaments.

Dans le manuel opératoire que nous conseillons, toute cette recherche ardue des interlignes est supprimée ; le décollement du périoste a mis l'os à nu, rendu les articulations béantes ; nulle difficulté, par suite, à glisser un bistouri dans cet interligne ouvert sous les yeux et à sectionner les fibres qui peuvent encore maintenir les os en contact.

Unification des procédés. — On pourra dès lors enfreindre les règles sévères qui président aux incisions des procédés classiques et adopter telle diérèse que nécessitera l'état des parties malades.

Nous avons donc là, à l'avenir, la méthode de choix dans les cas traumatiques, dans les ostéo-arthrites tuberculeuses. Pour les premiers elle permettra de récupérer une partie des portions sacrifiées, d'obtenir un moignon plus matelassé et plus solide ; dans les deuxièmes affections, elle permettra de se guider sur l'étendue des lésions que l'on rencontrera en décollant le périoste, pour limiter ou accroître l'intervention, au lieu de vouloir d'emblée appliquer tel ou tel procédé qui conduit le couteau en deçà ou au delà de la limite du mal.

L'idée d'une ligne unique d'opération pouvant s'adapter à toutes les lésions du pied, est loin d'être nouvelle, et dans le cours de cet ouvrage on rencontrera page 76 la description de l'incision clinique de Cras-Labouesse, devant servir d'abord à l'examen de l'étendue de la lésion, puis de base pour la section terminale. Joignons à ce procédé opératoire la nécessité du décollement du périoste, et nous aurons alors obtenu un type unique pouvant servir au besoin pour toutes les interventions chirurgicales du pied.

De la méthode parostale[1]. — Dans les affections à récidive, il ne faut

1. Ce mot a été employé par M. Ollier dans ce sens pour désigner les résections et les amputations dans lesquelles on suit exactement la face externe du périoste pour conserver

nullement songer à ce genre d'intervention ; la méthode sous-périostée est inapplicable, elle doit céder le pas à la méthode parostale. Nous voulons dire par là que le chirurgien doit se tenir le plus près possible de l'enveloppe osseuse, mais en opérant dans les tissus sains. Dans ces cas particuliers, on peut trouver facilement l'emploi des anciens procédés.

Telles sont, à notre avis, les règles qui doivent guider le chirurgien dans les amputations et résections du membre inférieur ; mais avant tout il faut se rappeler que l'anesthésie et l'antisepsie ont fait disparaître le règne des grands couteaux et des procédés rapides, pour amener celui de la rugine et des opérations sagement et prudemment conduites.

C'est en ayant présentes à l'esprit les règles que nous avons formulées qu'il convient d'aborder l'étude de la médecine opératoire du pied ; on pourra alors la faire avec fruit. Au fur et à mesure que l'on exécutera les divers procédés, la sélection se fera spontanément entre ceux qui ne sont plus que de l'histoire et ceux qui méritent d'être conservés, et l'on arrivera à la fin, en ayant acquis par cette série d'exercices une habileté chirurgicale qui permettra plus tard de combiner et d'exécuter sûrement telle opération que l'intérêt des malades pourra nécessiter.

la masse des muscles et des tendons avec leurs rapports réciproques et leurs insertions latérales. Ainsi maintenus entre eux, ces organes se réinsèrent sur la corde cicatricielle qui remplace l'os enlevé, et peuvent reprendre en partie leur action.

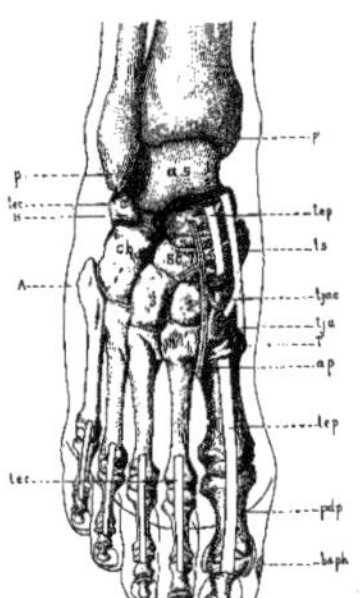

FIG I — REPÈRES.

P. d. p. Pli digito-plantaire.

b. s. ph. Bourrelet sous-phalangettien.

A. P. Artère pédieuse.

T. Tubercule du 1er métatarsien.

A. Tubercule du 5e métatarsien.

t. s. Tubercule du scaphoïde.

T. j. a. c. Tendon du jambier antérieur (insertion cunéenne).

T. j. a. Tendon du jambier antérieur (insertion métatarsienne).

T. e. p. Tendon extenseur propre du gros orteil.

T. e. c. Tendon de l'extenseur commun des orteils.

II. Saillie du bec du calcanéum.

t. e. c. Tubercule externe du calcanéum.

p. Pointe de la malléole externe.

p'. Pointe de la malléole interne.

a. s. Astragale.

c. Calcanéum.

c. b. Cuboïde.

s. c. Scaphoïde.

1. 2. 5. 1er, 2e, 3e cunéiformes.

CHAPITRE II

DÉSARTICULATION INTERPHALANGIENNE DU GROS ORTEIL

Reconnaître la première articulation par la flexion forcée de la phalangette. — L'aide abaisse les autres orteils.

Deux procédés peuvent être employés :

A. — 1ᵉʳ PROCÉDÉ. — FIG. 2.

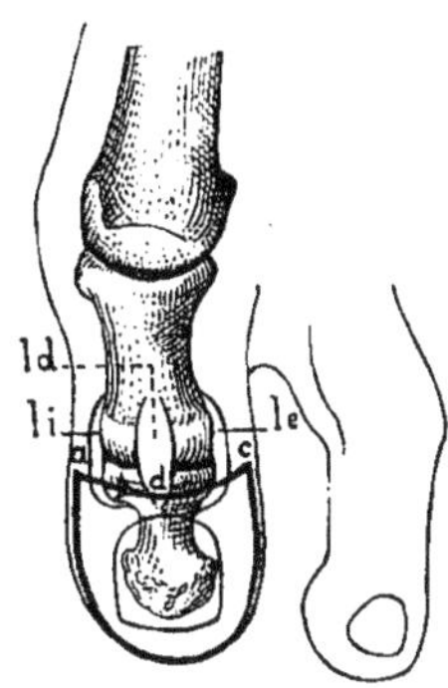

Fɪɢ. 2.

a. 5ᵐᵐ au-dessous de l'extrémité interne de l'article.

c. 5ᵐᵐ au dessous de l'extrémité externe de l'article.

d. Niveau de l'interligne articulaire.

li, le, ld. Ligaments interne, externe. dorsal.

1ᵉʳ Temps. — Incision légèrement curviligne dorsale *adc.* — Ouverture de l'articulation : pointe du bistouri par *li*, puis *ld.* Terminer par *le.*

2ᵉ Temps. — Faire bailler l'articulation. — Sectionner le ligament plantaire. — Engager la lame à plat sous la face plantaire de la phalange.

3ᵉ Temps. — Coapter les surfaces articulaires. — Raser la phalangette, face inférieure. — Terminer le lambeau à l'extrémité de l'orteil.

Dans la méthode *sous-périostée*, bien préférable ici, le bistouri doit être remplacé par la rugine dès que l'incision cutanée a été tracée.

B. — 2ᵉ PROCÉDÉ. — FIG. 2. — TRANSFIXION DU LAMBEAU PLANTAIRE.

1ᵉʳ Temps. — Enfoncer le bistouri de droite à gauche[1] de *c* en *a*, en passant sous la base de la phalangette et, rasant l'os, terminer le lambeau comme dans le procédé précédent.

2ᵉ Temps. — Section dorsale cutanée *adc.*

3ᵉ Temps. — Désarticulation comme précédemment.

Les résultats des deux opérations sont les mêmes. — Le deuxième procédé est plus sûr quand on a peu l'habitude du bistouri.

1. Les mots « de droite à gauche » s'appliquent à l'opérateur et non au membre opéré.

AMPUTATION DE LA PREMIÈRE PHALANGE DU GROS ORTEIL DANS LA CONTINUITÉ

(Supérieure à la désarticulation en ce qu'elle conserve la base de sustentation).

PROCÉDÉ A DEUX LAMBEAUX CARRÉS DORSAL ET PLANTAIRE (RAVATON). — FIG. 3.

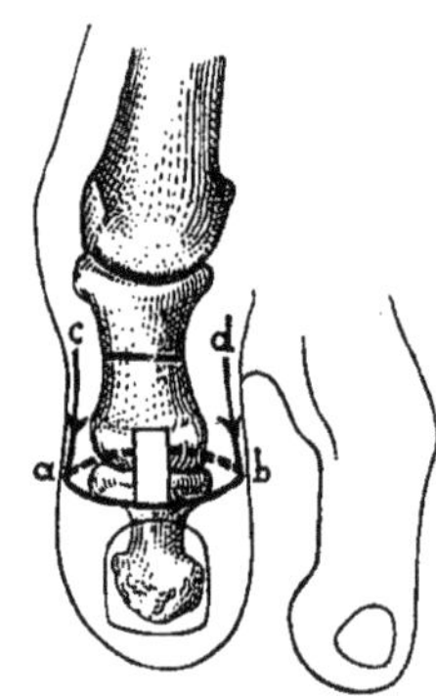

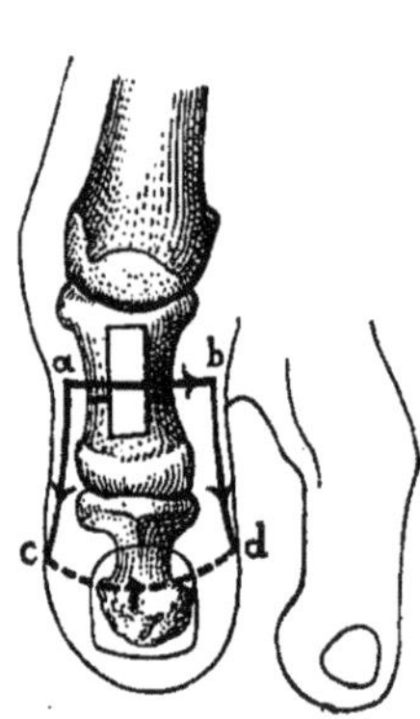

Fig. 3.

c, d, milieu des faces interne et externe au niveau de la future section osseuse.
ca, db, longueur un peu supérieure à la 1/2 circonférence de l'orteil au niveau de cd.

Fig. 4.

a, côté interne de l'orteil au niveau de la section.
b, côté externe.
ac, bl, calculés comme précédemment.

1ᵉʳ Temps. { 1° Circulaire a, b.
2° Incisions perpendiculaires ca. et db.

2ᵉ Temps. — Dissection des lambeaux. — Raser l'os ou mieux détache le périoste.

3ᵉ Temps. — Section osseuse (cisaille de Liston, ou petite scie de Langenbeck).

Résultat. (Cicatrice médiane transversale. — Procédé de nécessité.)

PROCÉDÉ A LAMBEAU PLANTAIRE. — FIG. 4.

1ᵉʳ Temps. — Incisions verticales ac. bd., jusqu'à l'os, réunies par la transversale plantaire cd.

Ce lambeau peut être taillé par transfixion comme pour la désarticulation interphalangienne.

2ᵉ Temps. — Dissection du lambeau plantaire abcd, orteil relevé par l'aide.

3ᵉ Temps. — Incision transversale dorsale ab.

4ᵉ Temps. — Section de l'os après relèvement du périoste.

Résultat. (Cicatrice dorsale. — Procédé de choix.)

AMPUTATION TOTALE OU DÉSARTICULATION
DU GROS ORTEIL

Cette opération conserve le point d'appui antérieur du pied, c'est-à-dire les os sésamoïdes placés sous la tête du premier métatarsien, — considérée de nos jours comme préférable à l'amputation du premier métatarsien dans la continuité — celle-ci, conseillée par Ledran, Sabatié, Velpeau, Dupuytren, dont quelques cas heureux sont rapportés par Lisfranc et Mialle, est combattue par Blandin et Malgaigne, pour lequel cette ablation a pour effet inévitable le renversement du pied en dedans. La méthode *sous-périostée* trouve ici de précieuses indications.

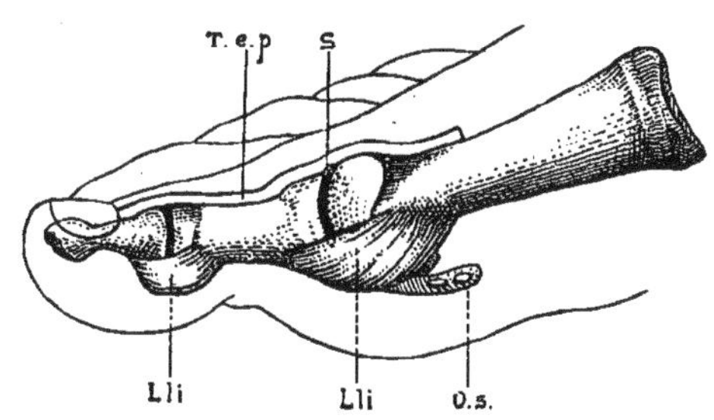

Fig. 5. — *t, e, p*, tendon de l'extenseur propre du gros orteil; — *s*, synoviale; — *L, l, i*, ligament latéral interne de l'orteil; — *L, l, i*, ligament latéral interne de l'orteil; — *o, s*, sésamoïdes.

RECHERCHE DE L INTERLIGNE

a) L'orteil fléchi légèrement, on sent un creux entre deux saillies, presque immédiatement derrière l'antérieure (phalange) on perçoit l'inter ligne — sensible même en extension.

b) L'articulation est à un travers de doigt en arrière du pli digito-plantaire, immédiatement en avant de la saillie plantaire des sésamoïdes.
Examiner les dimensions de la tête métatarsienne, calculer celles du lambeau nécessaire pour la recouvrir, sous l'articulation deux petits sésamoïdes à éviter et conserver.

Usage du moignon. — Appuie par la face plantaire, un peu par la face interne et dorsale, donc la cicatrice doit être surtout externe.

Tableau comparatif des différents procédés.

PROCÉDÉS	AUTEURS	AVANTAGES	INCONVÉNIENTS	CONCLUSIONS	
Lambeau interne et plantaire.	Farabeuf. Melchior Robert.	Comprend les meilleurs téguments de la racine de l'orteil. — Le lambeau s'applique bien; la cicatrice dorsale externe correspond au premier espace intermétatarsien.	. . . .	*Procédé de choix avec décollement du périoste.*	Le procédé de Robert présente un peu plus de difficulté dans l'exécution, mais l'adaptation du lambeau est plus parfaite.
Lambeau interne.	Chauvel. Delorme. Chassaignac (tabatière).	Cicatrice surtout externe, particellement dorsale et plantaire ; mais la portion de tissu modulaire plantaire ne gène pas la marche.	Désarticulation plus difficile sauf en prolongeant les incisions dorsale et surtout plantaire.	*Bon procédé.*	
Lambeau plantaire unique.	Lisfranc.	Vivace, épais ; large lambeau favorise la désarticulation.	Nécessite l'intégrité des tissus sur une grande longueur ; contient une partie du durillon. — La portion interne de la cicatrice est mal placée, la partie externe froncée. — Robert, Boyer et Guérinot insistent sur la difficulté d'exécution sur le pied gauche.	*Procédé de nécessité.*	
Deux lambeaux latéraux.	Lisfranc.	. . . .	Cicatrice froncée ; souvent douloureuse ; abandonné par l'auteur lui-même.	*A rejeter.*	Tous ces procédés ont l'inconvénient commun de présenter la cicatrice sur la partie antérieure du moignon.
Deux lambeaux dorsal et plantaire.	. . . .	. . . .	Cicatrice sur la portion antérieure du moignon.	*A rejeter.*	
Circulaire.	. . . .	. . . .	Exécution difficile.		
Raquette asymétrique (ovalaire). Circulaire inclinée à fente dorsale.	Malgaigne. Chalot.	. . . .	Cicatrice dorsale ; recouvre mal la tête du métatarsien.	*Procédé d'extrême nécessité.*	

LAMBEAU INTERNE ET PLANTAIRE (FARABEUF). — FIG. 6 ET 7.

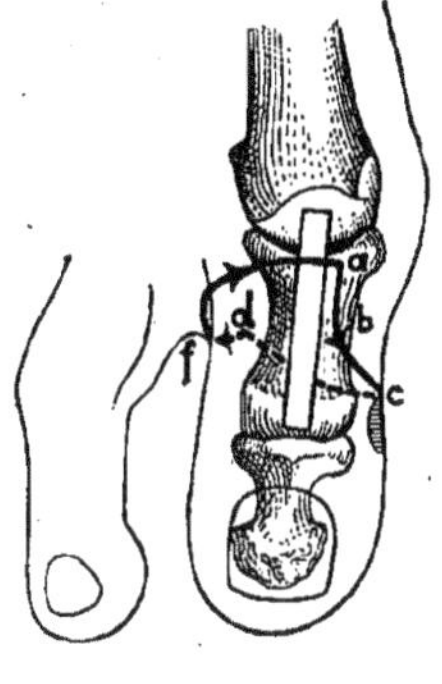

Fig. 6 et 7.

a. Ce point de départ de l'incision est à **2ᵐᵐ** au-dessous de l'interligne à l'union des faces dorsale et interne.

f. Extrémité externe du pli digitoplantaire.

c. Limite postérieure du durillon.

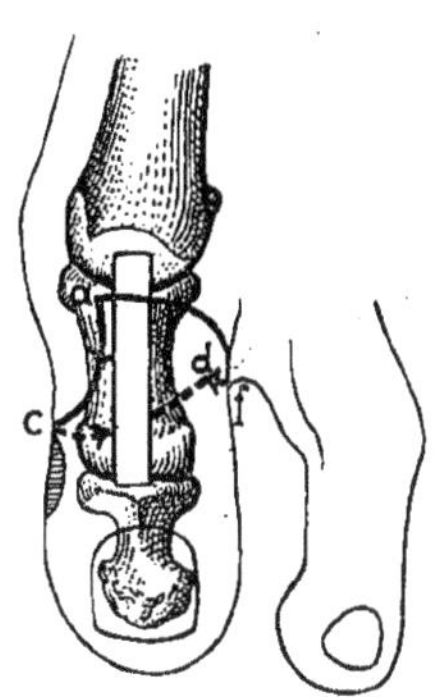

Fig. 6.   Fig. 7.

1ᵉʳ Temps.
(Incision cutanée)

1° *abc.* incision interne, *ab.* le long du tendon fléchisseur (2 cent.), s'arrondit en *bc.* pour suivre le contour postérieur du durillon sous-phalango-phalangettien;

2° *cd.* contourne la limite du durillon de *c.* en *d.*

3° *df.* suit le sillon digito-plantaire.

4° Revient par *fa.* arrondie sur l'orteil dans la première partie, transversale dans la deuxième.

Section de la peau et des tendons extenseurs.

2ᵉ Temps. — Dissection du lambeau, section du tendon fléchisseur[1].

3ᵉ Temps. — Orteil tordu de la main gauche, attaquer l'articulation par la gauche, la traverser.

4ᵉ Temps. — Couper les attaches phalangiennes des sésamoïdes et terminer la libération.

Résultat. (Bon lambeau, bien nourri, cicatrice bien située, procédé de choix.)

---

1. Ce 2ᵉ temps serait très utilement complété par le décollement du périoste. Cette modification rendrait le procédé parfait.

LAMBEAU INTERNE ET PLANTAIRE. — FIG. 8. — (MELCHIOR ROBERT. A. SC 1851).

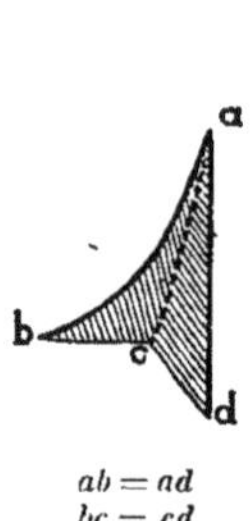

$ab = ad$
$bc = cd$

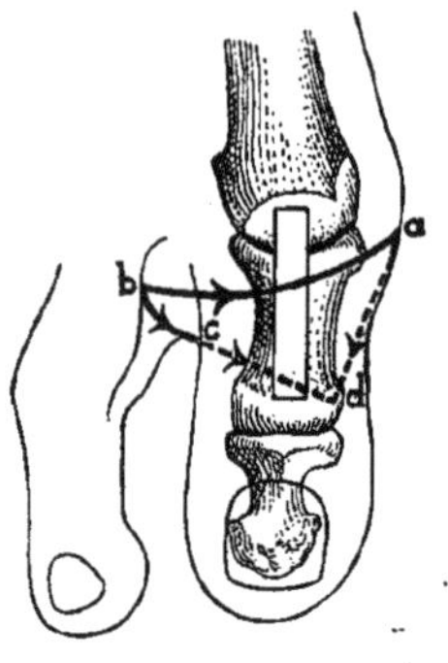

Fig. 8.

a. Côté interne de l'articule.

b. Angle externe dorsal de la 1ʳ commissure près de la racine du 2ᵉ orteil.

c. Angle interne de la 1ʳᵉ commissure.

d. Sur la ligne d'union des faces interne et plantaire à la même distance de *a* que *b*.

1ᵉʳ Temps.
1° Incision dorsale curviligne à convexité antérieure *ab*.
2° Incision rectiligne oblique en bas et en avant *ad*.
3° Incision *bc*. oblique en arrière et en bas.
4° Réunir *d*. et *c*.

2ᵉ, 3ᵉ, 4ᵉ Temps. — Comme dans l'opération précédente.

Résultat. — Aussi satisfaisant que le précédent, avec une adaptation plus parfaite du lambeau.

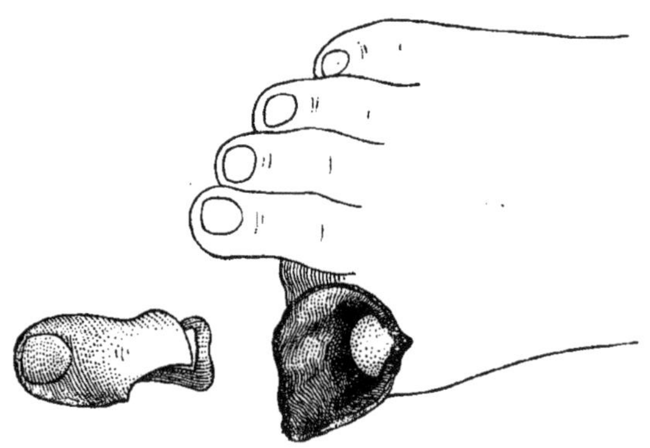

Fig. 9. Désarticulation du gros orteil, lambeau interne et plantaire (Farabeuf).

GRAND LAMBEAU INTERNE (CHAUVEL, DELORME). — FIG. 10.

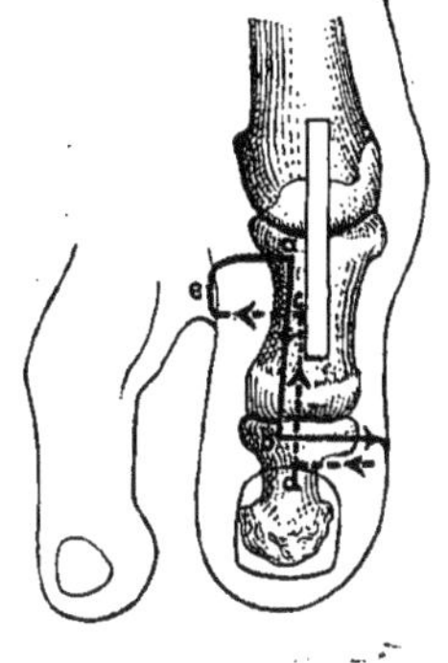

FIG. 10.

a. 2^{mm} en avant de l'interligne et en dehors du tendon de l'extenseur.

b. Même situation au niveau de l'articulation interphalang.

c. Symétrique de *a* au niveau du pli digito-plantaire.

d. Symétrique plantaire de *b*.

1er Temps.
1° Incision longitudinale *ab*. le long et en dehors du tendon extenseur.
2° Incision transversale semi-circulaire interne *bd*. contournant le bord interne de l'orteil.
3° (Orteil relevé par l'aide) incision longitudinale plantaire *dc*. symétrique de la dorsale le long du bord externe du tendon fléchisseur jusqu'au pli digito-plantaire *c*.
4° Rejoindre *a*. à *c*. par une incision semi-circulaire externe passant sur la face externe du gros orteil dans le sillon interdigital.

2e Temps. — Dissection du lambeau.

3e Temps. — Désarticulation. — Couper transversalement les tendons extenseurs et la paroi capsulaire supérieure; — luxer la phalange; — dans le fond de l'articulation on sectionne transversalement les tendons fléchisseurs. — Tordre les artères collatérales.

(En arrondissant la taille du lambeau, aux angles *b*. et *d*. il s'adapterait mieux.)

VARIÉTÉS. (Chassaignac entre à pleine lame en *e*., désarticule, et en sortant de l'articulation transfixe son lambeau interne. Procédé dit de la Tabatière.)

RAQUETTE ASYMÉTRIQUE (MALGAIGNE). — FIG. 11.

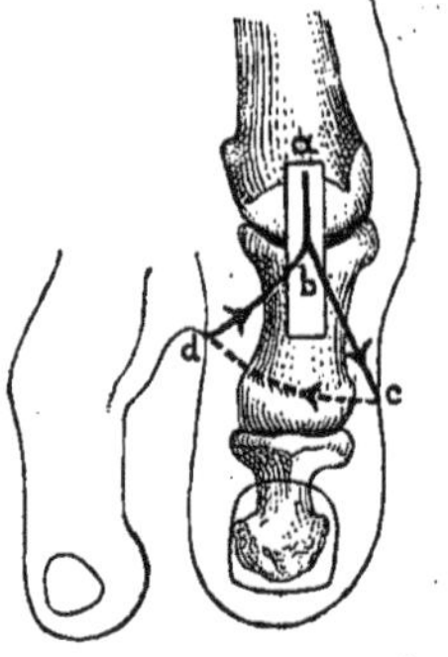

Fig. 11.

a. 1 cent. 1/2 en arrière de l'articulation sur le dos du métatarsien.

b. Niveau de l'interligne.

c. d. Niveau du pli digito-plantaire.

Incision verticale *a b* — oblique en dedans *b c*. — Coupe la face planta[i]
par *c d.* un peu convexe en avant. — Arrive en *d*, au niveau de la comm[i]
sure; rejoint directement le point *b*.

Autres temps semblables à ceux des autres procédés.

PROCÉDÉ CIRCULAIRE INCLINÉ A FENTE DORSALE (CHALOT).

Analogue au précédent. — (Tous deux sont des procédés de nécessit[é]

LAMBEAU PLANTAIRE MOYEN DE LISFRANC. — FIG. 12.
(Conseillé aussi par Malgaigne.)

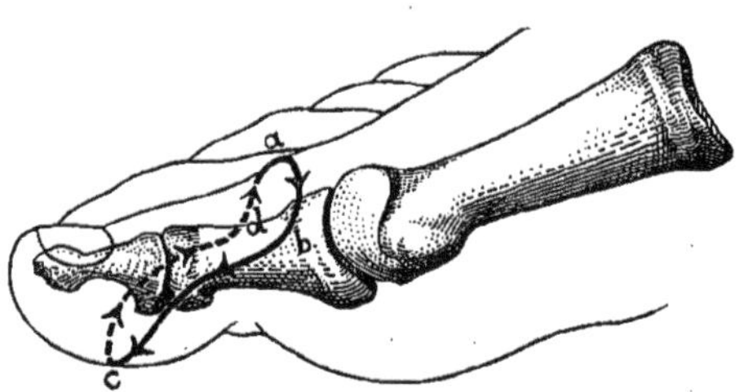

Fig. 12. — *c.* 4^{mm} en avant de l'articulation phalangienne.

1er Temps. — L'incision *d a b.* embrasse les parties externe, dorsale
interne de la racine de l'orteil. — Dans la partie *b c d.* elle dessine
lambeau plantaire.

Autres temps identiques aux temps correspondants des procédés préc[é]
dents.

(Auparavant Lisfranc employait le procédé à deux lambeaux latéraux.)

AMPUTATION DES ORTEILS DU MILIEU DANS LA CONTINUITÉ

Incision cutanée circulaire jusqu'à l'os. — Relever le lambeau en incisant au besoin les téguments dorsaux. — Scier ou sectionner à la cisaille en raclant le périoste.

AMPUTATION ISOLÉE DE L'UN DES ORTEILS DU MILIEU DANS L'ARTICLE

Tableau des procédés.

Ovalaire (modifié, raquette).	Opération facile.	Cicatrice bien placée. Guérin lui reproche l'ouverture de la gaine tendineuse.
Deux lambeaux latéraux. — (Guérin, Lisfranc, Robert).	Idem. — Primitivement par transfixion.	La rétraction peut amener la cicatrice à être douloureuse.
Un seul lambeau plantaire.	. . . .	Cicatrice recouvrant mal l'extrémité métatarsienne ; exposée à des pressions douloureuses.

DÉSARTICULATION D'UN ORTEIL DU MILIEU (OVALAIRE). — FIG. 13

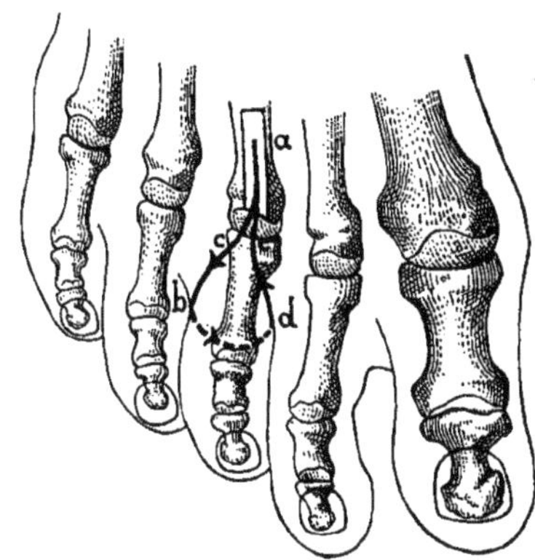

FIG. 13.

a. 1 cent. au-dessus de l'articulation.
b. Au niveau du pli digito-plantaire gauche.
d. Symétrique de *b*.

L'aide relève de chaque côté les orteils voisins. — Rechercher l'articulation dans la flexion dorsale.

1ᵉʳ Temps. { 1° Incision *acb*. d'abord verticale *ac*. puis oblique *cb*.
2° Continue à la face plantaire semi-circulairement *bd*. revient symétriquement à la première en *dea*. (Section du tendon extenseur.)

Dʳ Roux.   3

2ᵉ Temps. — Désarticulation. — Attaquer (pointe basse) le ligament latéral gauche, puis le droit (main gauche tordant l'orteil).

3ᵉ Temps. — Terminer par la section du ligament glénoïdien.

Facile à opérer, pas de cicatrice plantaire. — D'après Robert, laisser à la face plantaire un cul-de-sac où s'accumule le pus. — Aujourd'hui cet inconvénient n'est plus à tenir en considération. — Aussi n'y a-t-il plus de raison pour préférer l'amputation à deux lambeaux comme le faisait ce chirurgien.

AMPUTATION DE DEUX ORTEILS CONTIGUS (MÉTHODE OVALAIRE MODIFIÉE). — FIG. 14.

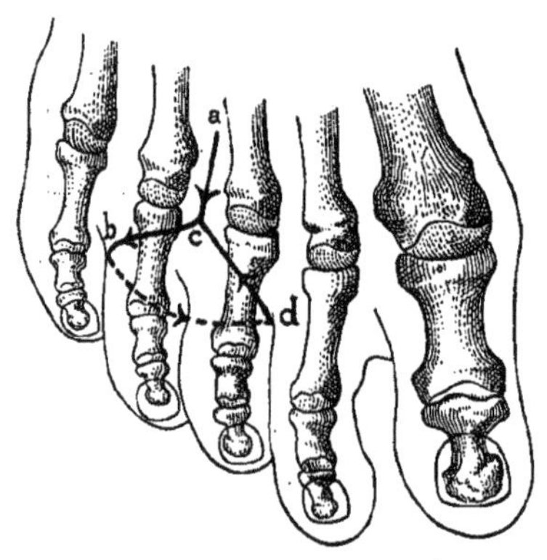

Fig. 14. — *a.* 1 cent. en arrière de l'articulation métatarso-phalangienne (espace intermétatarsien). — *b.* Niveau du sillon interdigital gauche. — *d.* Symétrique de *b.* — *c.* Un 1/2 cent. au-dessus de l'espace interdigital moyen.

1ᵉʳ Temps. — Incision longitudinale *a c.* devient ovalaire en *c.* — Contourne la racine des orteils, passant dans le sillon interdigital et le pli digito-plantaire. — Vient rejoindre *c.* par *d c.*

Autres temps comme pour l'ablation isolée.

L'ablation simultanée est loin de valoir comme résultat l'amputation isolée. — Il y a donc lieu de préférer cette dernière.

DÉSARTICULATION DU PETIT ORTEIL

Eviter. — 1° La compression cicatricielle. — Pour cela rejeter la cicatrice vers le quatrième orteil.

2° La déviation ultérieure du quatrième. — Dans ce but garder le plus possible de téguments dorsaux et externes.

LARGE LAMBEAU DORSAL EXTERNE. — FIG. 15

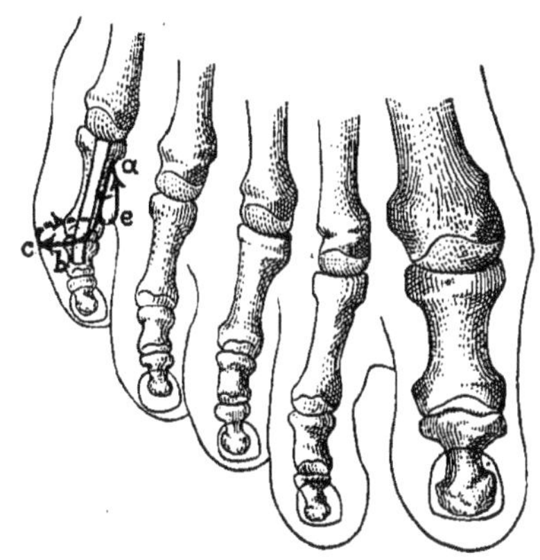

FIG. 15. — *a.* Quelques millimètres en dedans du tendon extenseur et au-dessous de l'interligne. — *b.* Extrémité inférieure de la 1re phalange. — *c.* Quelques millimètres au-dessous et en dehors de l'articulation interphalangienne. — *e.* Extrémité interne du pli digito-plantaire.

1er Temps. — 1re incision verticale *ab.*, puis inclinée en *bc.* à convexité antérieure (section du tendon extenseur). — Rétrograde en *ce.* (plantaire.)

2e incision *ea.* appuyant d'abord sur la face interne de l'orteil. — Puis très rapprochée de la première.

2e Temps. — Dissection du lambeau.

3e Temps. — Désarticulation, pointe dirigée de gauche à droite. — La main gauche tordant l'orteil.

Résultat. — Bon lambeau. — Bien adapté. — Cicatrice bien protégée.

· AMPUTATION SIMULTANÉE DES CINQ ORTEILS

HISTORIQUE

Avant Gautheret (thèse 1820), on croit que peu de blessures sont ass
limitées pour ne pas comporter l'amputation d'une partie du métatarse. -
Depuis, les observations se multiplient, une opération de Garengeot, un
autre à Padoue (Bibliothèque de Planqué) ; succès de Baudens, Scouttete
Champon, Lachapelle, Chauvet (*Journal hebdomadaire*), Velpeau, Malga
gne, Lisfranc et tous les contemporains.

Les opérés appuyant sur le bout du pied, éviter les cicatrices plantair
qui rendent la marche douloureuse ; pour cela porter l'incision du lambe
inférieur dans le pli digito-plantaire pour les quatre derniers orteils,
avant pour le premier et conserver un capuchon dorsal.

REPÈRES

Explorer la première articulation métatarso-phalangienne (voir plus hau
la deuxième est à 2 millimètres en avant, la troisième 2 millimètres
arrière de la deuxième, la quatrième quelques millimètres en arrière de
troisième, la cinquième 1 centimètre en arrière de la quatrième.

Tableau des procédés.

PROCÉDÉS	AUTEURS	APPRÉCIATION
Lambeau plantaire unique.	Lisfranc.	Ne recouvre pas suffisamment la têt du 1er métatarsien.
Deux lambeaux carrés dorsal et plantaire.	Chauvel.	Bon procédé ; quelquefois insuffisan pour recouvrir la tête métatarsienne.
Même procédé.	Farabeuf.	Met plus à l'abri de cet inconvénient
Lambeau plantaire et interne.	Dubreuil.	Excellent procédé ; recouvre toujour la tête métatarsienne.

DEUX LAMBEAUX ÉGAUX DORSAL ET PLANTAIRE (FARABEUF). — FIG. 16.

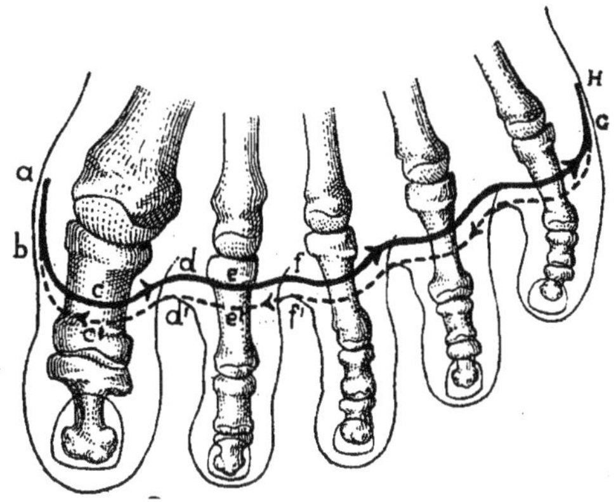

Fig. 16. — *a*. Côté interne de l'articulation métatarso-phalangienne du gros orteil. — *b*. 2 cent. au-dessous de *a*. — *c*. Milieu de la 1ʳᵉ phalange. — *g*. Niveau de l'articulation métatarso-phalangienne du 5ᵉ orteil. — *d*. 1ᵉʳ espace interdigital.

1ᵉʳ Temps. — Incision longitudinale *a. b.* brusquement recourbée en *b.* — Transversale *c. d.*, descend dans l'espace interdigital en *d.*, le fend dans le sens horizontal (pouce gauche dessus, index dessous, les autres doigts écartent les orteils), remonte en *d. e.*, descend en *e. f.* ainsi de suite jusqu'en *g*.

2ᵉ Temps. — Dissection du lambeau dorsal.

3ᵉ Temps. — (Orteils soulevés de la main gauche, pouce et premier métacarpien dessous), à partir de *b*. section de la face plantaire directement sous l'orteil, de l'espace interdigital en *d'*, de la face plantaire du deuxième orteil *e'*, du deuxième espace interdigital *f'*, ainsi de suite jusqu'en *g*.

Disséquer le lambeau jusqu'au relief des têtes métatarsiennes.

4ᵉ Temps. — Désarticuler les orteils en queue de cerf-volant ou isolément.

Résultat. — Opération brillante, beau résultat recouvrant bien les têtes métatarsiennes.

DEUX LAMBEAUX CARRÉS DORSAL ET PLANTAIRE (CHAUVEL). — FIG. 18.

Analogue au précédent; on commence par une incision semi-circulaire *b. c. d. e. f. g. e'. c'* (voir fig. 16) sur laquelle on fait tomber deux verticales *ab.*, *hg*. Le reste comme précédemment.

Résultat. — Identique à celui obtenu par le procédé de Farabeuf.

PROCÉDÉ DE DUBREUIL. — FIG. 17.

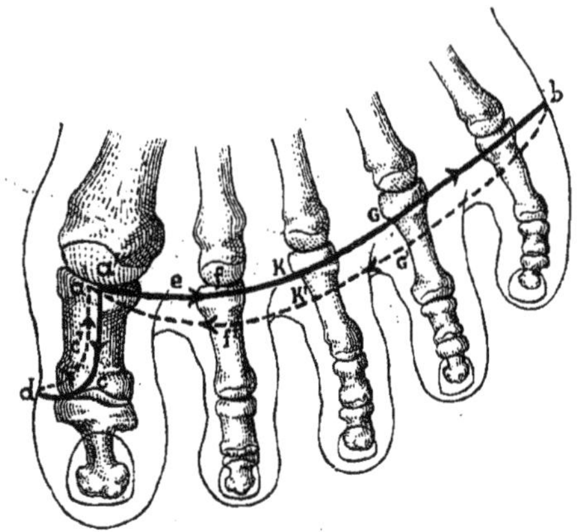

Fig. 17.

a. Partie médiane du gros orteil à la hauteur de l'articulation de la phalange et du métatarsien.

b. Bord externe niveau de l'articulation métatarso-phalangienne du 5ᵉ orteil.

c. Articulation interphalangienne du gros orteil.

d. Bord interne niveau de l'articulation interphalangienne du 1ᵉʳ orteil.

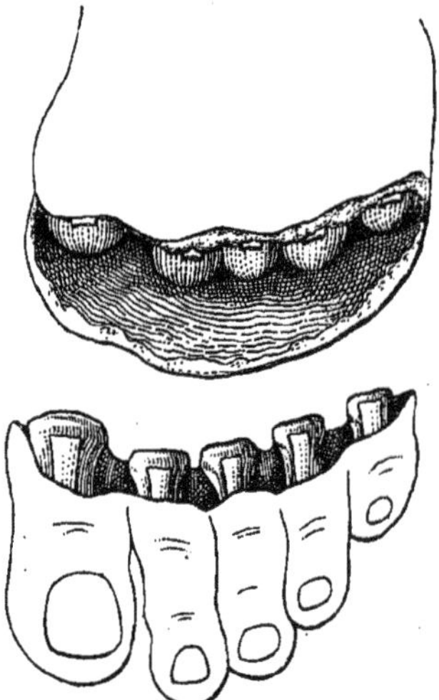

Fig. 18. — Désarticulation simultanée des cinq orteils (Farabeuf).

1ᵉʳ Temps.

1° Incision dorsale *a. e. f. k. b.* de *a.* en *b.*, décrivant une courbe que l'on fait passer aussi avant que faire se peut, en évitant d'avoir un lambeau festonné, revient plantaire dans le pli digito-plantaire jusqu'au point *a′* symétrique de *a.*

2° De *a.* incision *a. c.* suivant l'axe du gros orteil, contourne la face interne de l'orteil en *c. d. c′.*, suit la ligne médiane de la face plantaire de l'orteil jusqu'en *a′.*

2ᵉ Temps. — Dissection du lambeau *a. c. d. c′. a′.*

3ᵉ Temps. — Désarticulation.

4ᵉ Temps. — Passer le couteau entre les métatarsiens et les orteils, le retourner à plat et sortir en terminant le lambeau par l'incision *a′b.*

RÉSULTAT. — Cette opération donne une régularité remarquable des moignons; la station et la marche, si la cicatrice est bien placée, ne sont pas modifiées.

CHAPITRE III

AMPUTATIONS DES MÉTATARSIENS DANS LA CONTINUITÉ

Bonnes opérations malgré l'opinion de Lisfranc et Robert, qui les jugent laborieuses excepté pour le premier et le cinquième, à cause du volume des os, de la forme anguleuse des extrémités tarsiennes, de leurs connexions étroites, de la multiplicité et de la force de leurs moyens d'union.

AMPUTATION DU 1er MÉTATARSIEN DANS LA CONTINUITÉ

Procédés à lambeaux.	Un lambeau interne.	Lisfranc. — Ledran (par transfixion).		Cicatrice assez protégée.
		Velpeau 1er procédé.	Circonscrit son lambeau en incisant de la superficie vers les parties profondes.	Procédés brillants à l'amphithéâtre, peu sûrs pour la vitalité du lambeau.
	Deux lambeaux.	Interne et dorsal.	Ledran.	
	Ovalaire simple.	Scoutteten.		Difficile à cause de l'étroitesse de la plaie supérieure.
Méthode ovalaire.	Légèrement modifiée.	Robert. Velpeau 2e procédé. Dubreuil. Guérin. Béclard. Sédillot.		Obvient à cette difficulté en prolongeant l'incision. — Cicatrice dorsale. — Meilleurs procédés surtout avec la section de l'os en biseau.
	Raquette.	Queue droite interne.	Farabeuf.	Procédés de choix.
		Valve interne.	Farabeuf. Chauvel.	

Les résultats les plus satisfaisants sont obtenus par l'emploi de la méthode sous-périostée adaptée à l'incision tégumentaire que permet l'état des parties molles.

RAQUETTE VALVE INTERNE (CHAUVEL). — FIG. 19.

L'aide fixe le pied, tire en arrière les téguments dorsaux, écarte le deuxième orteil.

L'opérateur saisit l'orteil de la main gauche pouce en dessus.

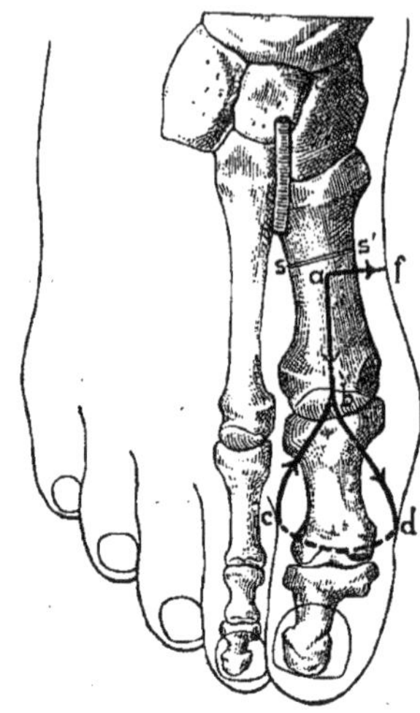

Fɪɢ. 19.

ss'. Trait de la section osseuse.

a. Sur la face dorsale du métatarsien près du bord externe. 1/2 cent. en avant de la section.

b. Niveau de l'interligne métatarso-phalangien.

c. Sillon interdigital bord externe.

d. Symétrique interne de *c*.

f. Bord interne du pied au niveau et à 2 cent. de *a*.

1ᵉʳ Temps. $\left\{\begin{array}{l}\end{array}\right.$ 1° Incision longitudinale cutanée *ab*, devient ovalaire *bd*. passe en *dc* un peu au-dessous du sillon digito-plantaire (section du fléchisseur), revient en *cb*.
2° Incision légèrement courbe de 2 centimètres *af* cutanée.

2ᵉ Temps. — Dénuder l'os directement, pendant qu'on rabat les tissus de la main gauche. Si l'on passait simplement la lame du bistouri pour pratiquer le dégagement de l'orteil, on serait arrêté par les sésamoïdes.

3ᵉ Temps. — Diviser le périoste, le ruginer et scier l'os en biseau aux dépens de sa face interne (conseil de Richerand et Sabatier).

Ménager la pédieuse (pour la rétraction des parties molles, voy. Farabeuf, fig. 308).

Dans le procédé analogue de Farabeuf, les lignes *ba, af* sont remplacées par une courbe à convexité dorsale.

Avantages. — Permet une libre exploration des parties osseuses, facile à exécuter ; après l'opération, les téguments rétractés recouvrent bien la coupe de l'os.

Nota. — Ollier conseille la dénudation sous-périostée pour scier ensuite avec la scie à chaîne, puis libérer. — Utilité pour la solidité ultérieure de conserver les sésamoïdes (Farabeuf).

RAQUETTE A QUEUE DROITE ET INTERNE (FARABEUF). — FIG. 20.

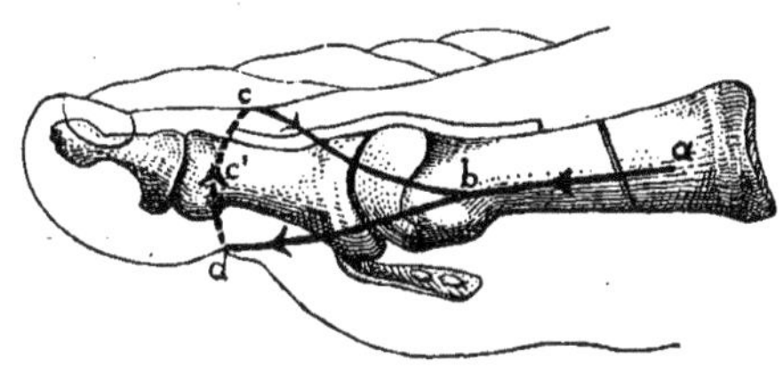

Fig. 20. — *a.* Un doigt au delà du point à scier sur la face interne. — *b.* 1/2 cent. face interne en arrière de l'articulation métatarso-phalangienne. — *d.* Terminaison du sillon digito-plantaire, face interne. — *c.* Extrémité externe du 1er sillon interdigital.

1er Temps. — Incision longitudinale *ab*, oblique en *bd*, contourne l'orteil en *dc'c*, revient sur le dos de l'orteil rejoindre l'incision primitive en *b* (route inverse pour le pied gauche). — Section du tendon extenseur.

2e Temps. — (Opérateur à la face interne du pied, l'aide renverse le pied sur le bord externe.)
Dissection en remontant, d'abord des téguments plantaires (libération des os sésamoïdes), puis des téguments dorsaux; section du ligament transversal des métatarsiens.

3e Temps. — Sciage. — Pratiquer la section obliquement d'arrière en avant et de dedans en dehors (Richerand.)

PROCÉDÉ A LAMBEAU DE VELPEAU.

Incision cutanée (dorsale et plantaire) au niveau du premier espace interosseux; libération du lambeau; sectionner à plein tranchant les chairs d'un seul coup de bistouri, en sortant par la commissure des deux premiers orteils; couper l'os obliquement.

Conclusions. — L'amputation du 1er métatarsien dans la continuité a été longtemps regardée comme médiocre, enlevant un point de sustentation important, et amenant d'après Robert, le renversement du pied en dedans; Gouraud préfère la désarticulation.

Au contraire Ledran en montre les avantages bien manifestes depuis que Richerand a fait adopter son procédé de section osseuse en biseau aux dépens de sa face interne. Delorme a ajouté ses cas favorables à ceux de Velpeau et de Sédillot.

Dr Rous.   4

Nous conclurons donc avec ces auteurs que c'est une bonne opération, ne laissant pas de points saillants sur le côté interne du membre, favorisant la formation de la cicatrice, produisant une plaie moins étendue, faisant éprouver au pied une moins grande perte de substance que la désarticulation et n'intéressant pas les articulations voisines.

AMPUTATION DES 2ᵉ, 3ᵉ, 4ᵉ MÉTATARSIENS
DANS LA CONTINUITÉ

Procédés.

Ovalaire (P. primitif). — Cicatrice plantaire à l'abri des pressions par sa forme linéaire.
Ovalaire modifié (raquette). — Plus employé.

INCISION OVALAIRE MODIFIÉE (RAQUETTE) CHAUVEL.

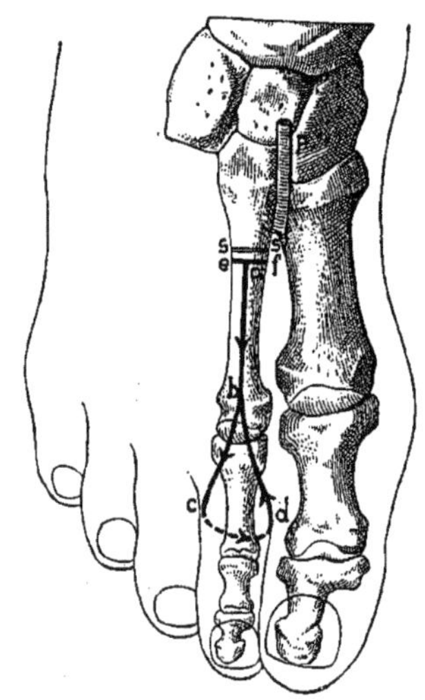

Fig. 21. — *ss'*. Section de l'os. — *a.* Début de l'incision à ce niveau. — *b.* Interligne métatarso-phalangien. *c. d.* Sillons interdigitaux.

1ᵉʳ Temps.
1° Incision *ab* sur le dos de l'os, devient ovalaire en *bcd*, passant de *c* en *d* dans le sillon digito-plantaire.
2° Incision transversale *ef* et section des tendons (extenseur et pédieux).

2ᵉ Temps. — Dénudation latérale sur 1 centimètre de largeur.

3ᵉ Temps. — Section transversale osseuse.

4ᵉ Temps. — Relever l'extrémité postérieure en avant du trait de scie et achever le dégagement plantaire.

Nota. — (La section osseuse peut se faire avec la scie à chaîne ou la pince de Liston. — D'après Farabeuf, la première ne peut s'employer que jusqu'au collet du métatarsien. — Plus haut, d'après Paulet.)

Verneuil montre que ces opérations ne nuisent pas au fonctionnement du pied, les métatarsiens voisins se rapprochant et comblant le vide. — Succès de Lisfranc, Béclard, Legouest, possibilité cependant du renversement.

AMPUTATION SIMULTANÉE DES DEUX PREMIERS MÉTATARSIENS

RAQUETTE VALVE INTERNE. — FIG. 22 A.

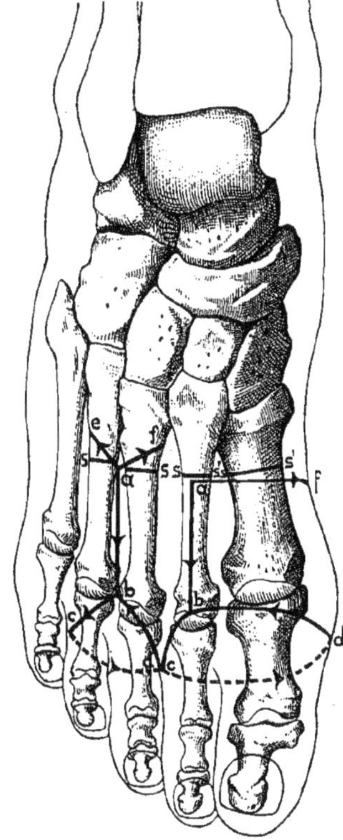

Fig. 22. — B.

a. Espace intermétatarsien, hauteur de la section osseuse.

b. 4ᵐᵐ au-dessus de l'origine du sillon interdigital.

c. d. Espaces interdigitaux des orteils suivants.

Fig. 22. — A.

a. Niveau de la section sur le dos du 2ᵉ métatarsien.

b. 2ᵉ interligne métatarso-phalangien.

c. Sillon interdigital des 2ᵉ et 3ᵉ orteils.

d. Extrémité interne du sillon digito-plantaire.

f. Bord interne du pied au niveau de *a*.

.1ᵉʳ **Temps.** (1° Incision longitudinale *ab*, ovalaire *bc*, suit le pli digito-
plantaire *cd*, rejoint la première par *db*.
2° Incision transversale *af*.

(Suite de l'opération connue pour l'amputation isolée du premier et deuxième métatarsien.)

Résultat. — Marche médiocre, pied déjeté en dehors — ou marche sur le bord externe. — Telle était l'opinion de Salleron, acceptée par Chauvel et Farabeuf ; cependant les cas heureux de Küster, 1884 ; Hache, 1890 ; Nimier, 1893, permettent une appréciation plus favorable.

AMPUTATION DES DEUX MÉTATARSIENS DU MILIEU. — FIG. 22 B.

1ᵉʳ **Temps.** (1° Incision longitudinale *ab* dans l'espace intcrosseux entre le troisième et le quatrième orteil, devient ovalaire *bcd*.
2° Deux petites incisions de dégagement obliques en arrière *ae. af.* Farabeuf, ou une seule transversale Chauvel, permettent de pratiquer la section osseuse.

2ᵉ **Temps.** — Disséquer les lèvres de la plaie. — Dénuder les faces externe, interne et plantaire des métatarsiens. — Couper les tendons dorsaux et les muscles interosseux.

3ᵉ **Temps.** — Scier isolément les os après avoir protégé les tissus.
Les faits manquent pour juger cette opération.

AMPUTATION DU 5ᵉ MÉTATARSIEN DANS LA CONTINUITÉ

Repoussée par Velpeau, dont les arguments défavorables sont combattus par Lisfranc.

Procédés.

Lambeau externe de Lisfranc. . . . . (Mêmes procédés, mêmes observations et même manuel
Ovalaire. . (Simple . . . .) opératoire que pour l'opération similaire sur le
(Modifiée en raquette. . (1ᵉʳ métatarsien.

AMPUTATION DANS LA CONTINUITÉ DE TOUS LES MÉTATARSIENS A LA FOIS

Opération ancienne, se trouve dans Fabrice de Hilden. Sharp la signale avant 1741 (en 1765 suivant certains auteurs). — Exécutée pour la première fois en Angleterre par Türner junior de Yarmouth, 1787 (Haucock). — Puis Hey-Raoult, 1803. — Thomas, 1814, soutient que chez les sujets jeunes, le bistouri peut remplacer la scie. — Pegeret (*Journal des sc. m.*, t. XXXII) l'a pratiquée avec succès (3 lambeaux). — Mathieu, Mayor (*Journ. conn. sc. medico-chir.*, t. I, p. 138 (2 lambeaux). — Cependant Cloquet, 1829, la préfère à la désarticulation des métatarsiens; — Murat, 1828; — puis Ch. Bell, Langenbeck, Ferrand, Desault, Moreau, Daviel, surtout Dauzel, 1848; Aubry, Malgaigne, Verneuil, Parona.

Méthodes.

1° A deux lambeaux. — Grand lambeau, petit dorsal, Procédé de choix.
2° Un lambeau plantaire. — Moins bon. — Extrémités ossseuses souvent dénudées
3° Elliptique à lambeau plantaire. — Procédé de nécessité.

Quel que soit le procédé adopté il est bon d'avoir présent à l'esprit qu'il ne peut donner un résultat satisfaisant qu'à condition de pratiquer le décollement du périoste.

AMPUTATION A TRAVERS LE MÉTATARSE

GRAND LAMBEAU PLANTAIRE PETIT DORSAL. — FIG. 23.

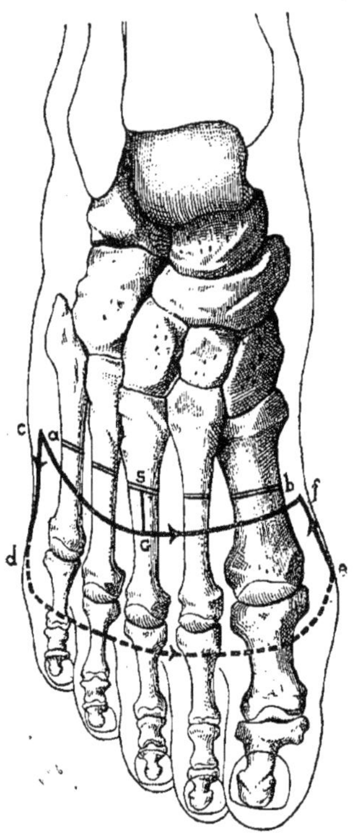

FIG. 23. — *a.* Point de section du 5ᵉ métatarsien, 2 cent. en arrière de *b.* — *b.* Point de section du 1ᵉʳ métatarsien. — *c.* Bord dorsal externe du pied au niveau de *a.* — *d.* Bord dorsal externe au niveau du pli digito-plantaire. — *e.* ord interne même niveau. — *f.* point cor   pondant à *b.* — G.-S. 2 centimètres.

1ᵉʳ Temps. — Incision *cd* à fond sur l'os (orteils renversés sur le bord droit) arrondie en *de* suivant le pli digito-plantaire, revient par *ef* symétrique de *cd* (redressement inverse des orteils).

2ᵉ Temps. — (Aide relève les orteils), dissection du lambeau — superficiellement avant la rencontre des sésamoïdes, — à fond, au ras de la face inférieure des métatarsiens.

3ᵉ Temps. — Abaisser le pied, sectionner la peau dorsale suivant la ligne courbe *cgf*, disséquer le petit lambeau dorsal (ce temps peut être placé le premier).

4ᵉ Temps. — Section en huit de chiffre des tissus interosseux (placer une compresse à 6 chefs).

5ᵉ Temps. — (Renverser le pied sur le bord externe), scier le premier métatarsien, puis les autres suivant une courbe comparable à la courbe naturelle des têtes métatarsiennes.

RÉSULTAT. — Bonne opération, vaut mieux que la désarticulation, car elle respecte les tendons péroniers, les synoviales, laisse au pied une plus grande longueur. — Bon résultat pour la marche.

AMPUTATION A TRAVERS LE MÉTATARSE

UN LAMBEAU. — FIG. 24.

1ᵉʳ Temps.
1° Incision dorsale *abf* cutanée, légèrement convexe en avant en *c* (section des extenseurs).
2° (Orteils relevés), incision semi-lunaire, passant sur le bord interne du pied en *ad*, suit le pli digito-plantaire *dc.*, revient latéralement *ef.*, se termine en *f*.

2ᵉ Temps. — Disséquer le lambeau en rasant l'os.

3ᵉ Temps. — Sectionner les interosseux et scier les os, en conservant la forme de la courbe (scier obliquement d'arrière en avant et de dehors en dedans (Legouest) pour éviter le renversement du pied en dedans. Placer le pied en extension sur la jambe.

ELLIPTIQUE A LAMBEAU PLANTAIRE.
FIG. 24 (*a c′ f*).

L'incision précédente est modifiée suivant *ac′f*, convexe en arrière, forme qui concorde mal avec la courbe convexe en avant des sections osseuses.

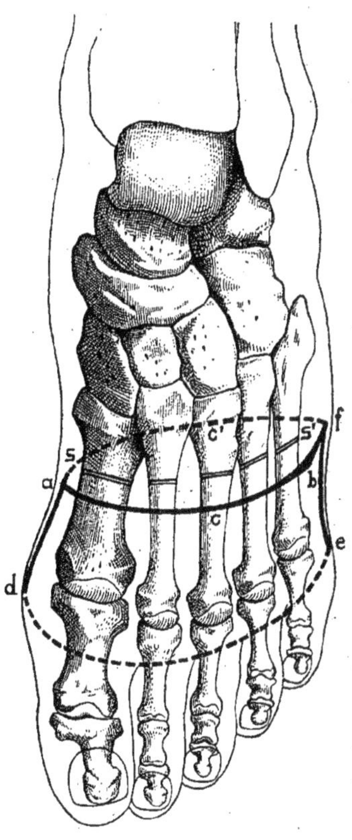

Fɪɢ. 24. — *ss′*. Section osseuse. — *a*. Sur le bord interne du pied 1 cent. en avant de *s*. — *b*. Bord externe 1 cent. en avant de *ss′*. — *c*. 1 cent. 1/2 en avant de ʟa ligne de section du 5ᵉ. — *d. e*. Pli digito-plantaire. — *f*. 1 cent. en arrière de *b*.

ABLATION DU GROS ORTEIL ET DE LA TOTALITÉ
DE SON MÉTATARSIEN

Méthodes.

Lambeau interne. . . . . {
Lisfranç.
Ledran.
Walter.
} Exécution facile et brillante. Lambeau souvent étroit et mal nourri.

Ovalaire. . . . . Scoutteten. — Désarticulation difficile.

Modifié. . . . {
Velpeau. — L'extrémité dénudée se nécrose souvent.
Sédillot.
Dubreuil.
} Corrigent en partie les défauts du procédé ovalaire.

Ovalaire . {
Raquette queue recourbée. { Farabeuf. — Bon procédé.

L'incontestable supériorité du décollement du périoste dans cette opération a été consacrée par les beaux résultats publiés par M. Ollier. C'est la première en date des désarticulations sous-périostées.
}

RAQUETTE A QUEUE RECOURBÉE (FARABEUF). — FIG. 25.

Même incision que pour l'amputation partielle, la queue de la raquette est prolongée en arrière. — Recherche du tubercule du premier métatarsien T et de la dépression articulaire qui lui fait suite. — L'aide fixe le pied en dehors.

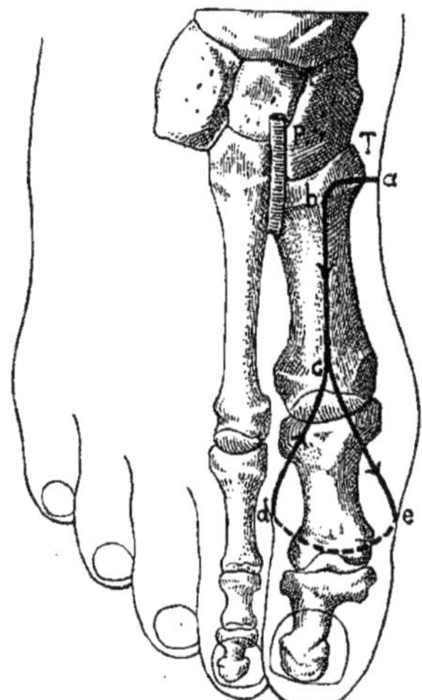

FIG. 25.

T. Tubercule du 1er métatarsien.

a. Extrémité de l'incision au niveau du tubercule *T*.

b. Point où l'incision se recourbe avant d'atteindre le bord dorsal de l'os.

c. 1 centimètre au-dessus de l'articulation métatarso-phalangienne.

P. Pédieuse artère.

1er Temps. — *Pied droit.* — Incision *ab* oblique dans le sens de l'articulation, côtoie le bord dorsal du métatarsien *bc*, descend sur la face interne de l'orteil *ce*, puis plantaire *ed*, remonte par *dc* oblique et dorsale. Couper à ce moment les tendons extenseurs.

2ᵉ Temps. — Dissection du lambeau, des orteils vers le talon. — Éviter d'ouvrir l'articulation métatarso-phalangienne en dépouillant la face inférieure de la gaine du tendon fléchisseur — respecter les sésamoïdes — couper les attaches des muscles courts du pied — respecter les muscles — dénuder la face externe du métatarsien — couper le ligament transverse antérieur, les muscles abducteurs insérés à l'os sésamoïde externe — ménager la pédieuse.

3ᵉ Temps. — *Désarticulation.* — La Main gauche luxe en dedans et en bas le métatarsien, la droite enfonce 2 centimètres de pointe dans la partie la plus reculée du premier espace interosseux (enfoncer la lame, le tranchant en arrière, l'incliner sur l'articulation à ouvrir; le ligament se coupe, l'article est traversé pendant que sont sectionnées les fibres ligamenteuses dorsales internes): puis section de l'expansion tendineuse du jambier antérieur — tordre l'orteil; terminer par la section du long péronier et du ligament plantaire.

PIED GAUCHE.

1ᵉʳ Temps. — L'incision *abc* est reprise en *cde* pour revenir en *c* par-dessous l'orteil.

2ᵉ Temps. — Semblable au précédent.

Désarticulation. — Attaquer par le côté interne; ouvrir l'articulation en laissant glisser le bistouri en arrière du tubercule; couper le ligament plantaire, puis l'interne (tendon du jambier antérieur) et le supérieur — section du ligament externe, la main gauche tordant l'orteil. — Éviter en sortant au sommet de la face externe l'artère pédieuse.

RÉSULTAT. — Bon procédé, facile à exécuter, donnant beaucoup de jour pour la désarticulation.

LAMBEAU INTERNE (LISFRANC). — FIG. 26.

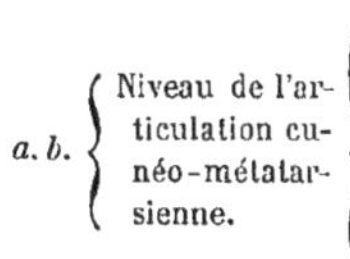

Fɪɢ. 26.

a. b. { Niveau de l'articulation cunéo-métatarsienne.

{ *a.* Union des faces dorsale et interne.
{ *b.* Union des faces interne et plantaire.

e. d. Terminaison du lambeau à l'union du 1/3 inférieur et du 1/3 moyen de la phalange.

1° Incision par transfixion *abcd* limitant un lambeau interne à base postérieure *ab*.

2° Incision *dec* semi-circulaire à convexité antérieure et externe *e* réunissant *d* à *c*.

(Ce procédé est conseillé par Walter ; la dénudation et la désarticulation sont faciles.)

LAMBEAU INTERNE. — PROCÉDÉ DE LEDRAN.

1° Plonger le couteau à 1 centimètre 1/2 de la portion la plus reculée de l'espace intermétatarsien, le tranchant dirigé en arrière (rétracter les parties molles vers le péroné).

2° Pousser la lame directement en arrière en évitant la pédieuse, tourner le bistouri à plat, le tranchant en dehors — l'engager dans l'articulation cunéo-métatarsienne ; la traverser et en sortir le tranchant en avant.

3° Couper le lambeau interne en rasant l'os, le terminer au niveau de l'articulation métatarso-phalangienne.

4° Reporter le couteau au point de départ le tranchant en avant, sectionner les parties molles en rasant la face externe du métatarsien et sortir dans la commissure interdigitale.

PROCÉDÉ OVALAIRE. SCOUTTETEN. — FIG. 27.

L'aide écarte les quatre autres orteils. — L'opérateur saisit le pouce de la main gauche.

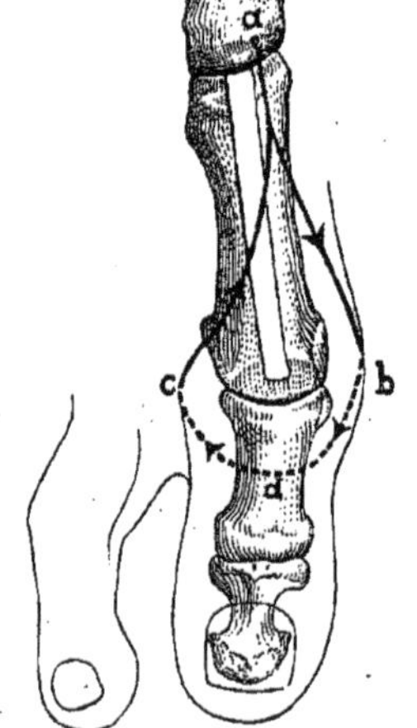

Fig. 27.

a. Bord interne du tendon extenseur du gros orteil, 4ᵐᵐ au-dessus de la 1ʳᵉ articulation cunéo-métatarsienne.

b. Bord interne de l'articulation métatarso-phalangienne.

c. Bord externe de la même articulation.

d. Sillon digito-plantaire.

1ᵉʳ Temps. — Incision *a b* descendant obliquement, contourne le bord interne en *b*, passe dans le sillon digito-plantaire *bdc* puis remonte obliquement rejoindre le point *a* par *ca.*

2ᵉ Temps. — Section des extenseurs au-devant de l'interligne tarso-métatarsien ; — dissection des lambeaux.

3ᵉ Temps. — Pénétrer dans l'articulation, au besoin ajouter une incision transversale *af.* Difficulté par manque d'espace.

Sédillot pour y obvier conseille de remonter davantage le point *a.*

PROCÉDÉ DE VELPEAU. — FIG. 28.

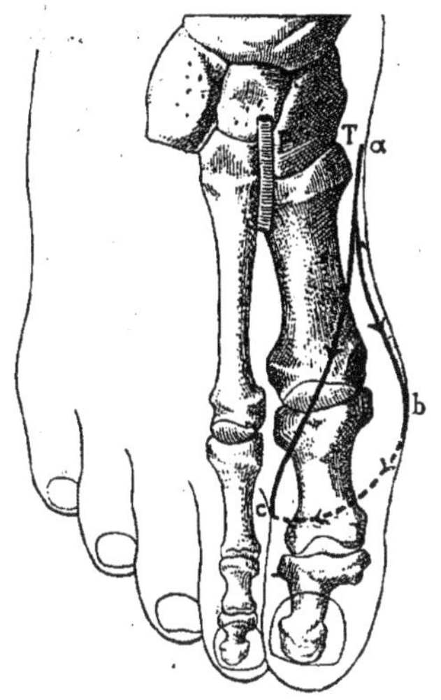

Fig. 28. — *T*. Tubercule du 1ᵉʳ métatarsien. — *b*. Niveau du bourrelet sous-phalangien.
c. Point commissural externe.

1ᵉʳ Temps.
1° Incision *ab* sur le bord interne du métatarsien, circonscrit le bourrelet sous-phalangien jusqu'au point commissural *c*.
2° Incision *ca* croise obliquement le dos du métatarsien, joint le point *a* à la commissure.

2ᵉ Temps. — Disséquer les lambeaux; placer la pointe du bistouri dans l'angle postérieur et supérieur de la solution de continuité; sectionner les ligaments dorsaux; refouler les chairs en dehors, et, traversant l'espace interosseux de part en part, marcher vers l'angle supérieur; achever la désarticulation par la section des derniers ligaments interosseux.

Diffère peu de l'ovalaire, expose à la nécrose de l'extrémité osseuse dénudée.

PROCÉDÉ DE DUBREUIL. — FIG. 29.

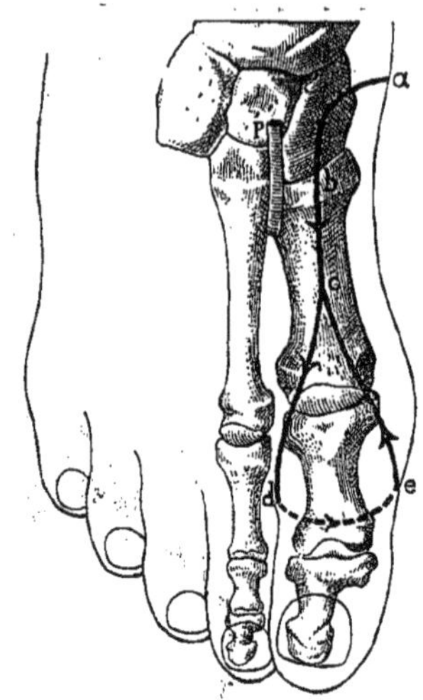

Fig. 29. — *a*. Bord interne du pied au niveau de la partie moyenne du 1er cunéiforme. — *b*. Niveau de la partie médiane de l'articulation cunéo-métatarsienne. — *c*. Partie moyenne du métatarsien. — *d*. Commissure des deux premiers orteils.

1er Temps. — Incision *ab* oblique, suit ensuite la face dorsale du métatarsien *bc*, oblique en *cd*, suit en *de* le sillon digito-plantaire, revient par *ec*.

2e Temps. — Disséquer la face plantaire au ras de l'os (enlever les sésamoïdes) ou pratiquer le coup de Liston.

3e Temps. — Désarticulation.

Résultats. — Béclard cite un bon résultat. — D'après Salleron et Legouest, cette opération amène l'abaissement du bord interne du pied et le relèvement du bord externe, diminue la base de sustentation, supprime les insertions du long péronier latéral, et en partie celles du jambier antérieur, d'où impossibilité de l'accomplissement de leurs fonctions. — Robert et Blandin soutiennent cette opinion. Ces craintes sont exagérées d'après Delorme ; il n'y a pas de renversement, et justice est faite des vues théoriques précédentes. Mais la lésion possible de la pédieuse, l'ouverture des articles et de la synoviale[1] sont des inconvénients évités par l'amputation dans la continuité. Celle-ci conserve en outre la tubérosité métatarsienne importante pour la solidité de la marche.

1. Ces inconvénients disparaissent dans la méthode sous-périostée.

AMPUTATION DU 5ᵉ MÉTATARSIEN DANS LA CONTIGUITÉ

Méthodes.

Un lambeau . . . . . { Robert. / Sédillot. / Lisfranc. } Mêmes défauts que les opérations similaires sur le 1ᵉʳ métatarsien.

Ovalaire . . . . . . { Guérin. / Dubreuil. / Béclard. } Id.

Raquette. — Queue dorsale recourbée. — Plus commode, moins beau résultat que la suivante.

Raquette. — Queue droite externe. . . } S'adapte mieux, mais opération plus difficile comportant nécessairement la dénudation du cuboïde.

DÉSARTICULATION DU 5ᵉ MÉTATARSIEN

(RAQUETTE QUEUE DROITE EXTERNE).

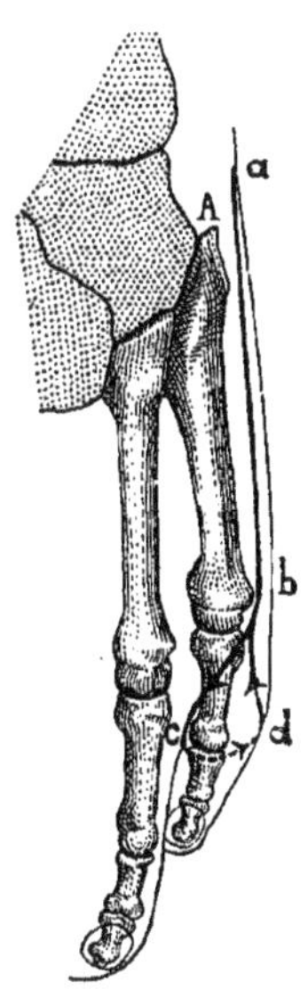

Fig. 50.

a. Un centimètre en arrière de la tubérosité *A*.

b. Niveau de l'articulation métatarso-phalangienne.

c. Niveau de l'espace interdigital.
d. Extrémité externe du sillon digito-plantaire.

A. Tubérosité du 5ᵉ métatarsien.

Pied renversé sur son bord externe, reconnaître A. la tubérosité du cinquième métatarsien.

1ᵉʳ Temps. — Incision longitudinale *ab* suit le bord externe du pied tenu relevé ; en *b* se recourbe dorsale *bc*, suit en *cd* le pli digito-plantaire, rejoint la première à angle aigu par *db*.

2ᵉ Temps. — Quelques longs coups de pointe pour diviser les chairs des faces dorsale, interne et plantaire, coucher la lame dans le champ de l'es-

pace interosseux, couper les chairs et ressortir en dehors (coup de Liston).
Mieux vaut utiliser la méthode sous-périostée d'Ollier.

3ᵉ Temps. — L'aide relève les tissus (main gauche écarte l'orteil); engager la lame dans la partie reculée de l'espace interosseux, suivre les sinuosités articulaires; d'une main légère, couper les fibres plantaires intermétatarsiennes et cubométatarsiennes (orteil renversé en dehors par la main gauche). — Court péronier coupé d'arrière en avant à plein tranchant.

ABLATION DU 5ᵉ MÉTATARSIEN
RAQUETTE A EXTRÉMITÉ RECOURBÉE. — FIG. 31[1].

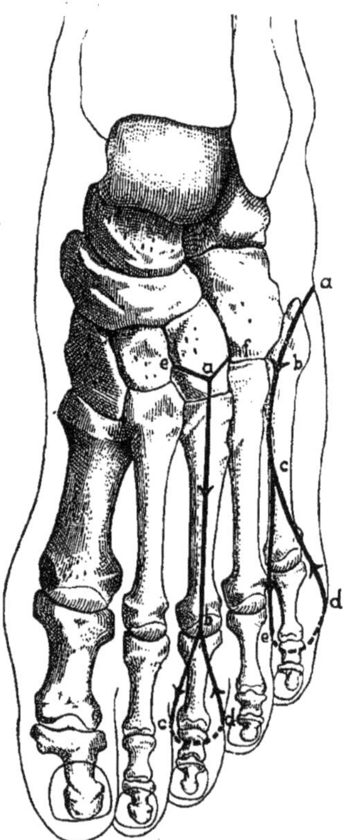

Fig. 31.

Légende de l'ablation du métatarsien du milieu.

a. Un doigt en arrière de l'articulation.

b. Niveau de l'articulation métatarsophalangienne.

c. d. Sillon interdigital.

L'incision se modifie ainsi *a. b.* quelques millimètres au-dessous de l'interligne oblique comme lui avec une largeur égale à celle de la base du métatarsien; la branche externe de l'incision *cd* très oblique jusqu'au pli digito-plantaire; l'interne *ec* dans l'axe de l'os.

Le reste comme dans l'opération précédente.

Résultat. — Inférieure à l'amputation dans la continuité par la désinsertion du court péronier latéral, la lésion du long péronier, la perte de l'apophyse postérieure point d'appui résistant (Velpeau), d'où sollicitation du pied au valgus. Cependant Legouest, Salleron, Delorme, signalent l'absence de déviation et la facilité de la marche.

1. La méthode sous-périostée trouve ici les mêmes indications que pour l'ablation du premier métatarsien.

LAMBEAU EXTERNE-LISFRANC (LOBKER),

Petit doigt en abduction, enfoncer la lame du couteau en rasant l'os à travers l'espace interosseux jusqu'à la base du cinquième métatarsien ; éviter l'artère plantaire externe ; tourner le couteau en dehors et en arrière, désarticuler, contourner la tubérosité du cinquième métatarsien, suivre la face externe de cet os en taillant le lambeau par transfixion.

Lisfranc plaçait ce dernier temps le premier.

(Mauvais procédé. — Lambeau irrégulier et insuffisant.)

ABLATION D'UN MÉTATARSIEN DU MILIEU

Pour les trois métatarsiens du milieu, quelques chirurgiens, Thomas et Petrequin, croient l'opération moins difficile et moins dangereuse que la simple désarticulation des orteils et laissant une difformité moins prononcée. — Erreur évidente.

Procédés.

Ovalaire.	Ovalaire simple . . .	{	Velpeau. Dubreuil. Béclard.
	Modifié en.	{	Raquette normale. Raquette fendue en V à son extrémité (Farabeuf).

DÉSARTICULATION D'UN MÉTATARSIEN DU MILIEU (RAQUETTE SIMPLE).
FIG. 31.

1ᵉʳ Temps. — Incision rectiligne *ab*, puis curviligne *bc*, suit le pli digito-plantaire *cd*, revient en *db* rejoindre la première.

2ᵉ Temps. — S'il y a fracture, mobiliser le fragment inférieur et l'enlever avec l'orteil, sinon pratiquer le coup de Liston ; isoler ainsi la moitié antérieure du métatarsien, couper le fléchisseur.

3ᵉ Temps. — Chercher l'interligne tarsien, l'entr'ouvrir par le dos. (L'index gauche élargit l'espace interosseux et enfoncer le couteau pour sectionner le ligament intermédiaire.)

4ᵉ Temps. — Couper l'os à la cisaille ; saisir le fragment basilaire, le redresser, trancher les adhérences au fur et à mesure qu'elles se présentent.

Procédé plus brillant, mais moins facile que le suivant comme désarticulation. La première partie de la raquette *abcd* est la même, mais on fend la queue en V par deux incisions *ae. af.* qui découvrent les articulations intermétatarsiennes et forment un petit lambeau capuchon au rebord du cunéiforme.

RÉSULTAT. — Bien que les synoviales tarsiennes soient ouvertes et que la gaine du long péronier puisse être lésée, peu de troubles fonctionnels. — Rapprochement des métatarsiens voisins, d'où conservation de la forme du pied ; — possibilité de déviation d'après Delorme, Legouest, Salleron.

DÉSARTICULATION SIMULTANÉE DES DEUX DERNIERS MÉTATARSIENS[1] (FARABEUF). — FIG. 32 (2).

Exécutée pour la première fois par Béclard, procédé ovalaire avec deux incisions de dégagement.

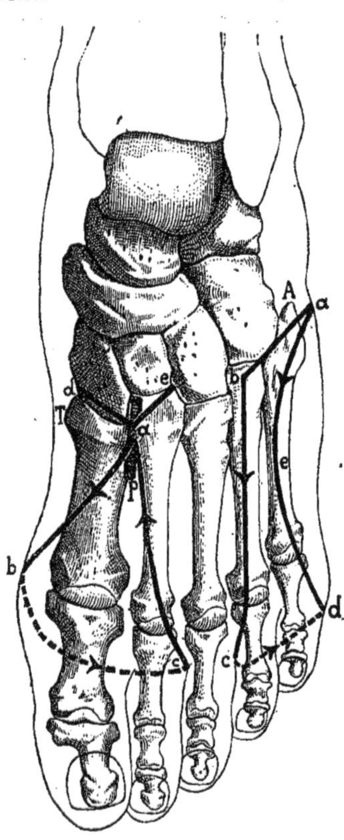

FIG. 32 (1).

a. Extrémité postérieure du premier espace intermétatarsien.

b. Partie interne du pli digito-plantaire.

c. Pli digito-plantaire au niveau de la face interne du deuxième orteil.

e. Angle externe de la base du deuxième métatarsien.

T. Tubercule du premier métatarsien.

FIG. 32 (2).

A. Tubérosité du cinquième métatarsien.

a. Extrémité correspondant à l'incision (bord externe).

b. Extrémité de l'incision transversale base du quatrième métatarsien.

c. Niveau de la première articulation phalangienne.

d. Extrémité du pli digito-plantaire.

1ᵉʳ Temps. — Incision *ab* parallèle à l'interligne, quelques millimètres au-dessous ; puis suivant l'axe du métatarsien par *bc* recourbée en *cd*

1. Exécution plus facile et résultats plus avantageux par la méthode de M. Ollier.

sous le pli digito-plantaire, remonte légèrement courbe sur le dos du cinquième par *dea*.

2ᵉ Temps. — Dissection du lambeau, dénuder la face interne du quatrième métatarsien, la face externe du cinquième, la tête de cet os; — couper le ligament interosseux unissant le quatrième au cinquième; section des ligaments dorsaux et des tendons extenseurs; — des tendons du court péronier latéral, du péronier antérieur et des ligaments plantaires; — section des parties molles plantaires en ramenant le couteau.

3ᵉ Temps. — Désarticulation.

Résultat. — Déviation en dehors des métatarsiens renversés, due à la rétraction cicatricielle (Legouest). Au niveau du premier cunéiforme, il se forme un angle saillant en dedans, ouvert en dehors. — Cependant cas heureux de Briot (progrès de Ch. Mil). Billard (A. G. de M. t. V, p. 182). Bouchet. — Pour l'amputation des trois derniers, malgré un cas favorable de Bouchet, l'amputation totale du pied est préférable. Quant à l'amputation des quatre derniers (Salleron) « son opération suivie de guérison devrait servir d'exemple pour ne pas être recommandée ».

DÉSARTICULATION SIMULTANÉE DES DEUX PREMIERS MÉTATARSIENS (FARABEUF). — FIG. 32 (1).

Exécutée pour la première fois par Béclard, 1824 (même procédé que pour les deux derniers); puis par Soupard, avec une seule incision.

Incision oblique *ab*, arrondie en *b*, suit le pli digito-plantaire *bc*, rejoint *c* au point *a*; puis deux incisions complémentaires *ad* et *ae* sur la face dorsale du deuxième métatarsien et du premier cunéiforme.

Fin de l'opération comme pour la désarticulation du premier et du deuxième.

Résultat. — Abaissement du bord interne; relèvement du bord externe; déviation en dehors des trois derniers métatarsiens; inclinaison et flexion des orteils; marche difficile (peu d'observations, la principale est celle de Béclard).

D'une manière générale, la désarticulation d'un métatarsien isolé est moins fréquemment faite que celle d'un métacarpien; les fonctions du membre sont mieux conservées quand, suivant le précepte de Schede, on se borne aux amputations perpendiculaires à l'axe. Elle ne devient une bonne opération qu'avec le *décollement du périoste*.

Dʳ Roux.   6

DÉSARTICULATION TARSO-MÉTATARSIENNE (LISFRANC).

HISTORIQUE.

Velpeau soutient qu'elle n'est récente qu'à cause de l'ignorance des chirurgiens, on ne peut cependant considérer comme opérations réglées des mutilations barbares faites avec un large ciseau et un maillet, ou une hideuse machine; ces modes d'intervention sont ceux des chirurgiens du xve siècle; on en trouve encore des traces dans Scultet, Solingen, Roonhuysen et Heister.

Dès le début du xviiie siècle, les procédés s'améliorent avec les Félix, Marxhall, Lapeyronie, Petit. — En 1720, Garengeot en signale la difficulté; dans deux articles il la désigne sous le nom d'amputation entre les os du métatarse, titre qui est interprété par Lisfranc, dans le sens d'amputation tarso-métatarsienne, dans un autre sens au contraire par Robert et Boyer.

Pendant près de soixante-dix ans, on n'en rencontre aucune trace puis, Le Blanc lui accorde une phrase dans son précis d'opérations; Brasdor dans son mémoire à l'Académie de chirurgie rappelle simplement les procédés anciens; Vigaroux en parle dans un premier mémoire (1764), puis dans ses œuvres de chirurgie (1812); Laroche, — Turner (1787), rappelle simplement les procédés de Garengeot. Percy (1789), la pratique à grand'peine sur un moine profès de Clairvaux qui, après un écrasement de l'avant-pied, avait une série de fistules osseuses. La désarticulation lui avait été conseillée par Chambon de Monteaux. Percy l'exécuta avec une difficulté inouïe par suite d'une ignorance complète des véritables dispositions anatomiques.

En 1793, Larrey imagine un procédé opératoire impraticable, commençant la désarticulation par la partie moyenne de l'articulation tarso-métatarsienne. Hey de Leeds en accomplit une en 1797, une deuxième en 1799, avec résection de la partie saillante du cunéiforme; la publication de son opération eut lieu en 1810, sans indication de repères précis, démontrant l'absence de données exactes. Cette observation peut s'appliquer d'une manière générale à Petit (thèse, 1802); Rossi, Blandin (thèse Strasbourg, 1803); Plantade (thèse Montpellier, thermidor an XIII); Yatmam, Villermé, Berthié (1814).

Jusque-là pas de règles précises, les connaissances anatomiques font entièrement défaut. En 1815, paraît le travail de Lisfranc : « Nouvelle méthode opératoire pour l'amputation partielle du pied dans son articulation tarso-métatarsienne, précédée des nombreuses modifications qu'a subies celle de Chopart, 15 mars 1815, 1re classe de l'Institut de France (Deschamp, rapporteur). » Ses recherches ont rendu l'opération praticable ; son enseignement l'a vulgarisée en Europe.

Depuis, travaux nombreux sur ce sujet. Tous les traités de médecine opératoire décrivent avec soin la désarticulation de Lisfranc. Des thèses de valeur lui sont consacrées, entre autres celle de Guyot 1874 ; Clavier (1885, Lyon) qui développe les idées du professeur Cras sur l'exploration des lésions au moyen d'une incision exploratrice pouvant servir de base à une opération chirurgicale portant sur un point quelconque du pied, Labouesse (Bordeaux, 1890), etc.

Choix du procédé. — Chercher à obtenir une cicatrice soit dorsale (il faut pour cela toute la plante), soit terminale suffisamment éloignée de la plante (il faut pour cela un capuchon de téguments dorsaux d'au moins 2 centimètres).

Repères. — A. Repère externe. Extrémité du cinquième métatarsien (milieu du bord externe du pied).

T. Repère interne. Tubérosité du premier métatarsien (milieu du bord interne 2 centimètres en avant d'un plan transversal coupant le pied à l'extrémité postérieure du cinquième métatarsien).

En suivant le bord interne à partir de la malléole, on trouve : 1° Une saillie forte ; celle du scaphoïde ; 2° Une deuxième large plus effacée (l'articulation est à 5 ou 6 centimètres en avant); une troisième plus étroite, celle du premier métatarsien (article à 1 ou 2 millimètres en arrière).

En le suivant à partir des orteils, on sent une tubérosité, puis un enfoncement, puis une deuxième saillie ; l'articulation est entre les deux saillies.

En fléchissant le pied on sent le tendon du jambier antérieur qui s'attache au premier cunéiforme.

Les tubercules de Lisfranc sont précieux mais parfois difficiles à reconnaître d'une manière positive.

DÉSARTICULATION TARSO-MÉTATARSIENNE

UN SEUL LAMBEAU

Plantaire. (Dans le 1er procédé de Lisfranc, l'incision dorsale était purement transversale ; depuis, les auteurs l'ont rendue convexe en avant pour obtenir ainsi un petit lambeau dorsal).	Lisfranc..	Taille par transfixion, on ne peut ainsi donner au lambeau les dimensions voulues ni le tailler régulièrement (Malgaigne). La tête du 1er métatarsien donne beaucoup de difficulté pour arrondir l'extrémité du lambeau (Sédillot).	Lambeau épais, bien fourni, cicatrice dorsale.
	Modifications de { Sédillot. A Guérin. Dubreuil.	Dessinent d'abord le lambeau, taillent ensuite par transfixion.	Manière d'opérer préférable.
	Laborie.	Pour éviter les rétractions secondaires, conseille de garder peu de masses musculaires.	Contestable.
Dorsal.	Baudens. Soupart.		A rejeter ; mauvais lambeau, cicatrice mal placée.
Externe ou interne.			Procédés d'extrème nécessité.
Elliptique. Circulaire.	Soupart.		A rejeter ; cicatrice exposée aux chocs et aux frottements.

DEUX LAMBEAUX

Deux lambeaux inégaux, grand plantaire, petit dorsal.	Farabeuf Chauvel. Dubreuil. Perrin.	Procédé de choix.	
	M. Duval.	Plus facile, évite les dénudations fâcheuses.	Le meilleur pour ceux qui n'ont pas grande habitude du bistouri.
Lambeaux dorsal interne et plantaire externe.	Combalat.	Opération facile à exécuter.	Résultats excellents.
Deux lambeaux latéraux.	Hey de Leeds.	Une partie de la cicatrice est exposée aux chocs.	Procédé de nécessité.
Deux lambeaux égaux, dorsal et plantaire.		Cicatrice exposée aux chocs et aux frottements.	A rejeter.

GRAND LAMBEAU PLANTAIRE, PETIT DORSAL (FARABEUF). — FIG. 33. (PIED GAUCHE).

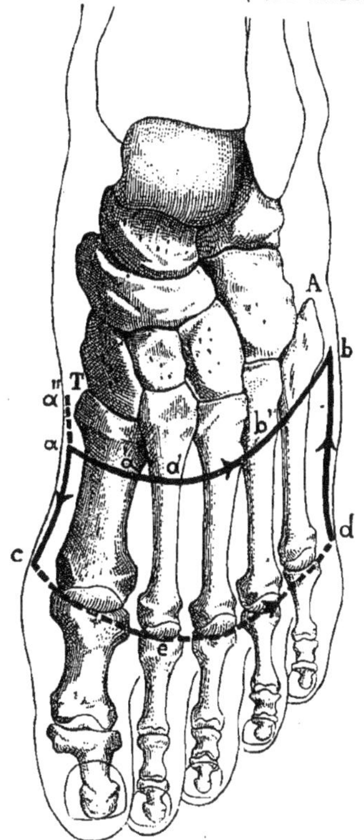

Fig. 33.

A. Tubercule du cinquième métatarsien.

T. Tubercule du premier métatarsien.

a. 2 centimètres en avant de *T.*

b. 1 centimètre en avant de *A.*

a'. Niveau de l'incision sur le deuxième métatarsien.

cde. Niveau des articulations métatarso-phalangiennes.

Position de l'opérateur et de l'aide; manœuvres préparatoires.

La jambe à opérer dépasse le bord du lit. — L'aide soutient le membre et rétracte les téguments. — Déterminer les tubercules. — Les extrémités de la ligne très oblique qui les réunit, doivent tomber au milieu de chaque bord du pied. — Retirer un peu les doigts; l'interne de 2 centimètres, l'externe de 1 centimètre. — Refouler la peau des bords du pied vers la plante.

1er Temps. {
1° Incision dorsale *a. b.* dirigée d'abord vers le 5e orteil jusqu'en *a'*, puis continuée en arrière *a'b'*. — Accentuer ce retour de *b'* en *b*. — Repasser dans l'incision, couper les tendons, muscles et vaisseaux sous-cutanés; l'aide accentue la rétraction.

2° Soulever le pied par les orteils (pouce gauche dessous) et le rabattre de manière à avoir *a* sous les yeux.

Incision *ac* à fond jusqu'à l'os sur le bord interne du 1er métatarsien
et non sur la région plantaire (faculté d'une encoche *a"a*). — Recourbée en
ced; rétrograde en *db*, similaire de *ac*. (Manier le pied pour avoir successivement toutes les parties plantaires sous les yeux.)

2e Temps. — L'aide soulève les orteils : séparer les parties fibreuses
sous-articulaires. — Dépasser en dedans les sésamoïdes, en dehors la
tête du 5e métatarsien. — Couper les tissus jusqu'à la face inférieure des
métatarsiens; suivre cette face vers le talon presque jusqu'à l'articulation.

3e Temps. — Mobiliser les téguments dorsaux et les origines des incisions *a c* et *b d*. — Mettre à nu *A* et *T*.

4e Temps. — *Désarticulation.*

Pour l'articulation du 1er *métatarsien*. — Saisir le tubercule entre la
pulpe et l'ongle du pouce gauche. — Sur l'ongle appuyer la pointe; elle
heurte en arrière le rebord du cunéiforme; tourner le tranchant en dehors;
on coupe l'expansion du jambier et ouvre l'article. — Abaisser le manche;
on s'engage dans la partie dorsale de la jointure.

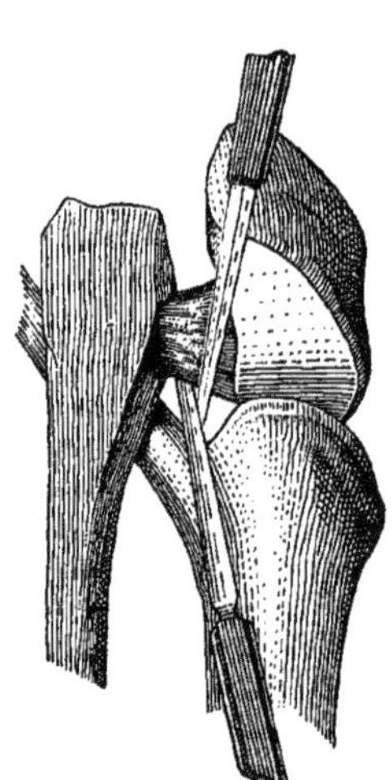

Pour les 5 *derniers*. — Abaisser fortement le
pied. — Doubler avec la pointe du couteau la
tubérosité *A'* en marchant vers le talon. — Un
ressaut se produit. — Tourner alors le tranchant
en dedans. — Diviser le court péronier jusqu'à
l'arrêt dû au cuboïde. — Se diriger alors vers
le milieu du 1er métatarsien; la pointe s'engageant d'elle-même coupe les ligaments dorsaux
jusqu'à la saillie du 2e métatarsien enclavé.

Le 2e *interligne* se trouve par quelques coups
de pointe à 8, 10, 12 millimètres en arrière du
premier . — En cas de difficulté, placer la pointe
sur le cunéiforme, la ramener vers le métatarsien; un ressaut indique l'interligne. — L'ouvrir
transversalement.

Coup de maître. — Écarter avec le pouce gauche le 1er métatarsien du 2e (manœuvre conseillée
par Pirogoff).

Fig. 34.

1er *Mouvement*. — Le couteau est tenu le manche incliné sur les orteils, engager la pointe le
tranchant en l'air dans le milieu de l'espace interosseux. — Le plat de la
lame appuyé sur la face externe du 1er métatarsien.

2e *Mouvement*. — Poussez (le manche tourné en dedans). — L'instru-
ment est arrêté.

3e *Mouvement.* — Relever le tranchant dirigé vers la malléole péronière. — Mordre bien le ligament interosseux.

4e *Mouvement.* — Le couteau étant bien perpendiculaire, abaisser l'avant-pied d'un coup sec de la main gauche.

(L'ouverture de la 2e articulation cunéo-métatarsienne guide pour arrêter le couteau, qui ouvrirait l'interligne cunéen). — Terminer la section en coupant les autres ligaments interosseux tarso-métatarsiens.

5e Temps. — Abaisser l'avant-pied. — Luxer et terminer la taille des chairs du lambeau.

Lier la pédieuse au dos du pied entre le tendon du long extenseur propre du gros orteil et les tendons de l'extenseur commun.

La plantaire externe dans la gouttière séparant les muscles du petit orteil du court fléchisseur commun.

La plantaire interne entre le bord interne du court fléchisseur et les muscles du gros orteil.

Réséquer les bouts des tendons du long fléchisseur commun. — Relever et suturer le lambeau plantaire au petit lambeau dorsal.

PIED DROIT.

1er Temps. — Même conduite, mais en sens inverse.

2e, 3e Temps. — Les mêmes que pour la gauche.

4e Temps. — Désarticuler dans l'ordre inverse, 5e, 4e, 3e métatarsiens, puis le 2e suivant les mêmes règles, — enfin le 1er.
Terminer comme précédemment.
La désarticulation est plus facile à droite.

PROCÉDÉ DE LISFRANC. — Ier PROCÉDÉ.

S'opère par transfixion. — L'absence du lambeau dorsal laisse à découvert une partie de la face dorsale de la première rangée osseuse. — Cicatrice, termino-dorsale mal placée. — Bords du lambeau minces, frangés, déchiquetés. — Extrémité fourchue.

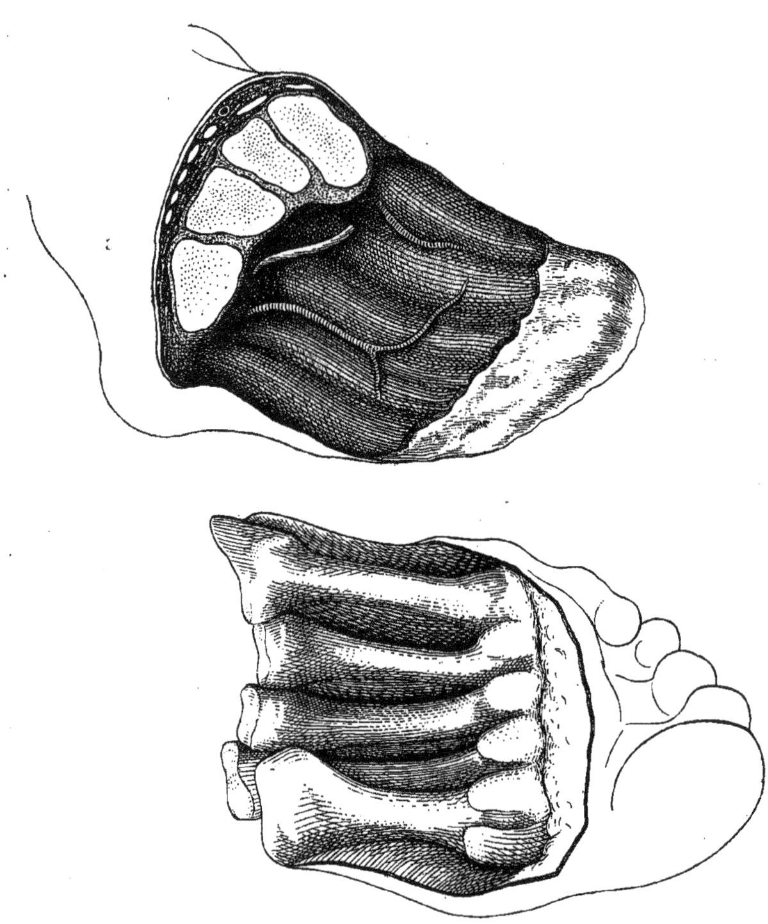

Fig. 35. — Désarticulation de Lisfranc. — (Procédé à grand lambeau plantaire petit dorsal.)

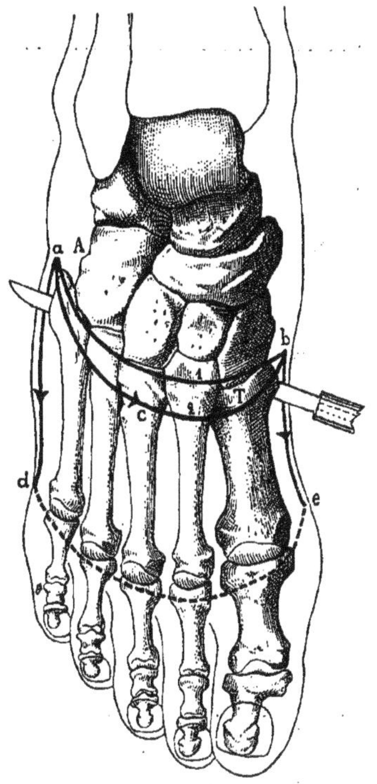

Position du malade, de l'aide et de l'opérateur comme dans l'opération précédente.

1ᵉʳ Temps.
1° Incision dorsale *ab* convexe en avant, le sommet de la courbe en *c* sur le 3ᵉ métatarsien.
2° Incision plantaire par transfixion. Le couteau, de longueur telle qu'il dépasse largement les bords du pied, est placé à plat sous la voûte osseuse ; tailler le lambeau en sortant en *de* en arrière du sillon digito-plantaire.

2ᵉ Temps. — Dissection du lambeau dorsal.

3ᵉ Temps. — *Désarticulation* (voir les règles précédemment établies).

Mauvais lambeau rendu irrégulier par l'arrêt dû aux sésamoïdes ; trop étroit. — Aussi est-il modifié de la manière suivante par la plupart des auteurs (Sédillot, Guérin, Malgaigne, Dubreuil, Chauvel).

Dʳ Roux.   7

PROCÉDÉ DE LISFRANC MODIFIÉ (CHAUVEL). — FIG. 37.

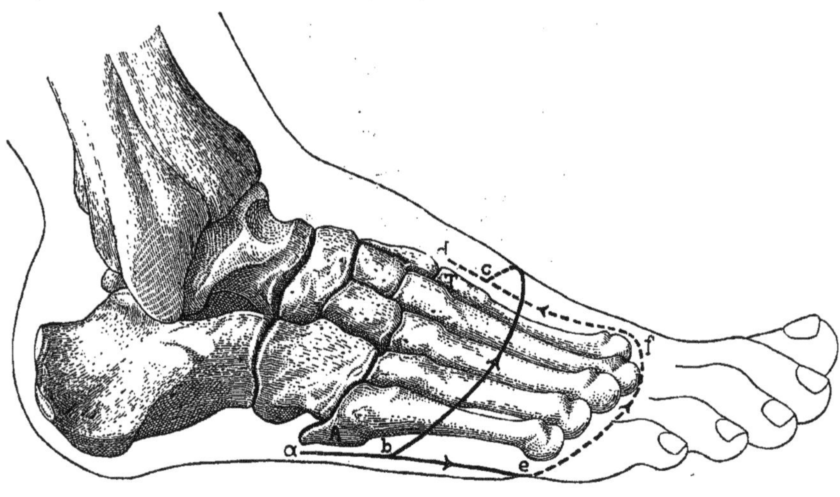

Fig. 57.

1ᵉʳ Temps.
> 1° Incision *ab* suit le bord externe du 5ᵉ métatarsien sur
> 1 cent. 1/2 de long, recourbé en *bc* revient en *cd* sur
> le bord interne du 1ᵉʳ.
> 2° Incision plantaire à petits coups et à fond suit le bord
> externe du 5ᵉ métat. *ae*, le sillon digito-plantaire *ef* et
> revient sur le bord interne par *fd*, symétrique de *ae*.

2ᵉ Temps. — Entamer le lambeau plantaire par l'extrémité jusqu'à libération des sésamoïdes.

3ᵉ Temps. — Section dorsale et rétraction du lambeau dorsal que l'on relève.

4ᵉ Temps. — Désarticulation suivant les règles posées 5ᵉ, 4ᵉ, 3ᵉ, 1ᵉʳ métatarsiens.

5ᵉ Temps. — Ouverture de l'articulation dorsale du 2ᵉ.

6ᵉ Temps. — Coup de maître (forte pression sur l'avant-pied).

7ᵉ Temps. — Dégagement de la tubérosité du 5ᵉ.

8ᵉ Temps. — Glisser à plat le couteau sous le métatarse ; — remettre l'avant-pied en position ; — sortir en rasant la face inférieure de l'os et suivant exactement le tracé de l'incision.

En raison de la hauteur moindre du cuboïde, le bord externe sera un peu plus court que l'interne.

Procédé de choix ; — opération brillante ; — lambeau bien nourri s'adaptant bien.

Sédillot et Guérin terminaient l'incision au niveau ou un peu au-devant des saillies sésamoïdes. — Hey, Malgaigne, Soupart, dans la rainure digito-plantaire.

Dans le cas d'une saillie trop grande du 1ᵉʳ cunéiforme, la sectionner (Hey, Béclard, Farabeuf). — Baudens, Laborie, Broca conseillent de garder le cunéiforme et de scier le 2ᵉ métatarsien (à déconseiller).

PROCÉDÉ DE MARCELIN DUVAL. — FIG. 38.

C'est un procédé à deux lambeaux plantaire et dorsal taillés des parties superficielles vers les profondes et dont les bords antérieurs décrivent deux courbes concentriques.

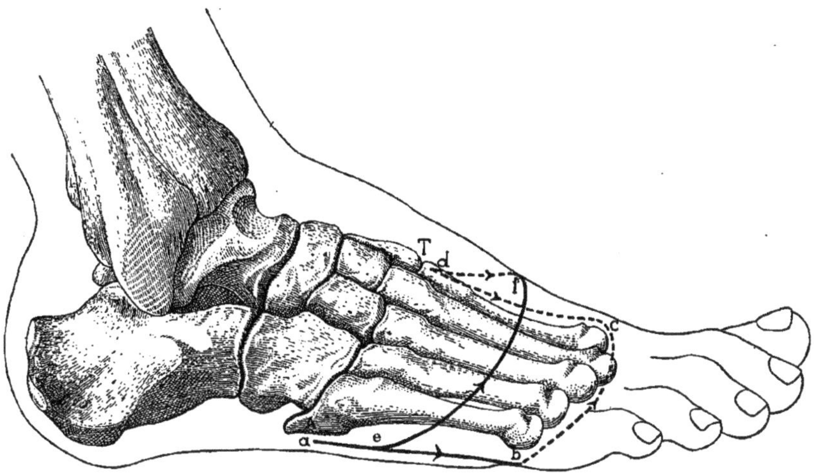

Fig. 38. — *a*. 1 centimètre en avant de l'extrémité gauche de l'interligne. — *b*. 2 ou 3 centimètres du pli digito-plantaire. — *c*. Symétrique interne de *b*. — *d*. 1 centimètre en avant de l'interligne.

1ᵉʳ Temps. { *Lambeau plantaire.* — 1° incision *ab* suit le bord externe du métatarsien.
2° S'arrondit en *bc*, maximum de courbure à 2 ou 3ᵐᵐ du pli digito-plantaire ; retourne par *cd* sur le bord interne du métatarsien.

1ᵉʳ Temps. { 3° Libération de la peau.
4° Section en biseau oblique en arrière et de haut en bas des parties molles plantaires.

Ce 1ᵉʳ temps rend visibles { 1° La face inférieure de l'articulation cunéo-métatarsienne.
2° Le tendon long péronier latéral.
3° Les deux tubercules repères.

2ᵉ Temps. — Section { 1° Du long péronier latéral.
2° Du ligament interosseux externe.
3° Ouverture par sa face inférieure de l'articulation du premier métatarsien et du premier cunéiforme, on pénètre entre le premier et le deuxième métatarsien.

3ᵉ Temps. — Lambeau dorsal *aef* curviligne, concentrique et parallèle à *abcd* ; les deux courbes ont leur sommet à 3 ou 4 centimètres de distance ; dissection du lambeau.

4ᵉ Temps. { *Désarticulation.* — 1° Premier métatarsien et premier cunéiforme (côtés interne et dorsal ; l'inférieur a été ouvert au deuxième temps).
2° Désarticulation du deuxième.
3° Des cinquième, quatrième et troisième en commençant par le côté externe du pied.

Cicatrice terminale protégée ; facilité de la désarticulation ; éviter de dépasser un peu trop latéralement de peur d'avoir de la dénudation.

LAMBEAU DORSAL INTERNE ET PLANTAIRE EXTERNE (COMBALAT).

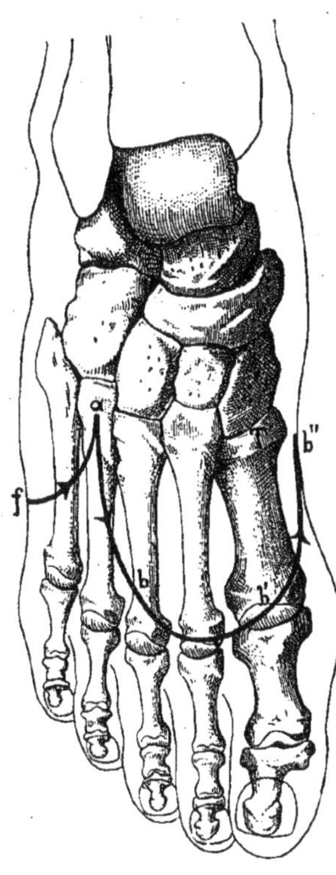

Fig. 39-40.

a. Sommet du 4ᵉ méta-
tarsien à 1 centimètre
1/2 du tubercule du 5ᵉ.

b. 1/2 centimètre de l'extrémité phalangienne
du 3ᵉ.

b'. Même distance pour
le 1ᵉʳ.

b''. Un travers de doigt de
la tubérosité du 1ᵉʳ
sur le bord interne.

c. Milieu du 2ᵉ métatar-
sien (plantaire).

d. 1 centimètre en avant
de l'extrémité du 3ᵉ
métatarsien (plan -
taire).

e. Extrémité du 4ᵉ (plan-
taire).

f. Côté externe du 5ᵉ à
l'union du tiers anté-
rieur et des deux tiers
postérieurs.

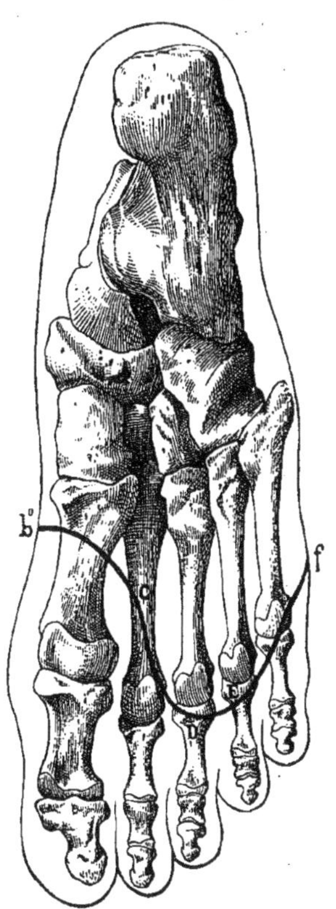

1ᵉʳ Temps. — Incision *abb'b''* dorsale, contourne le bord interne du pied
et devient plantaire, elle décrit alors la courbe *b'''c* à convexité postérieure, puis devient convexe antérieurement en *cdef*, contourne le côté
externe du pied en *f* et rejoint *f* au point *a* par une courbe à convexité
antérieure.

2ᵉ Temps. — Dissection des lambeaux dorsal et plantaire.

3ᵉ Temps. — *Désarticulation.* — Donne un moignon solide et d'un parfait usage ; un malade opéré depuis plus de trois ans marche parfaitement sans aucun appareil de prothèse. — L'opération avait été pratiquée
pour un écrasement de l'avant-pied, l'étendue des lésions cutanées ne
permettant pas l'emploi d'un procédé classique.

AUTRES PROCÉDÉS

Procédé de Mangault. — Les forts ligaments étant à la partie inférieure, désarticuler de dessous en dessus.

Velpeau et Lisfranc l'ont essayé. — Y renoncer. — Le lambeau inférieur est moins régulier, l'opération plus longue et plus laborieuse.

Procédés de Baudens, Soupart, Hey de Leeds (abandonnés).

Conclusions. — Cette opération donne comme résultat définitif une marche facile et sûre, parce que l'axe du moignon se continue avec celui de la jambe ; le malade appuie sur le sol par l'étendue de son bord externe, l'interne étant un peu relevé. Voici à ce sujet l'opinion de divers chirurgiens :

Malgaigne : « Marche facile et sûre ; le malade marche sur le bord externe du pied, et ce bord tend à se rapprocher de l'axe du tibia. »

Richet : « Son avantage sur la médio-tarsienne est dans la conservation de la voûte tarso-tarsienne, les ligaments calcanéo-cuboïdiens inférieurs n'étant pas détruits. »

Benechi (thèse Paris, 1869) : « Excellents résultats expliqués par les conditions anatomiques ; laisse intact le bord externe sur lequel s'appuie le corps dans la marche et la station. — Le calcanéum ne peut basculer en avant étant retenu par le cuboïde, retenu à son tour par les péroniers et les ligaments du tarse. La partie interne est retenue par les tendons jambiers antérieur et postérieur. »

Legouest : « Excellente opération malgré la perte considérable qu'elle fait éprouver au pied. »

Chassaignac, Legouest, Delorme, Verneuil, etc., montrent des opérés avec d'excellents résultats, ce qui infirme singulièrement le jugement de Löbker : « La désarticulation de Lisfranc enlève au pied ses points d'appui de devant ; pour faciliter la marche il sera nécessaire d'y suppléer sur le vivant par un appareil prothétique approprié. » Les faits qui contredisent cette assertion sont trop nombreux pour qu'il soit nécessaire d'insister davantage.

CHAPITRE IV

AMPUTATIONS TRANSVERSALES IRRÉGULIÈRES DU TARSE

En dehors des opérations précédentes qui sont classiques, il convient de considérer un certain nombre de procédés d'amputations du tarse, qui, pour avoir été souvent des opérations de nécessité ou des accidents opératoires, ont parfois cependant donné d'excellents résultats. Certains d'entre eux méritent autant de considération que l'opération de Lisfranc ou de Chopart ; car dans les amputations du pied, on peut dire que la meilleure est celle qui conserve au moignon la plus grande saillie en avant des os de la jambe.

Pour établir une classification, nous examinerons d'abord les procédés où l'on est intervenu sur le pied comme sur un seul os (amputations dans la continuité), et ensuite ceux où l'on est intervenu par désarticulation (amputations dans la contiguïté). Entre les deux existent des procédés que l'on pourrait nommer mixtes et que nous réunirons aux deuxièmes, afin de ne pas multiplier les divisions.

AMPUTATION IRRÉGULIÈRE DU TARSE DANS LA CONTINUITÉ

Cooper et Mayor, ainsi que Baudens, puis Bourguery, ont insisté sur ce fait que l'on peut considérer le pied comme un seul os.

AMPUTATION OBLIQUE DU TARSE (AMPUTATION TRANSCUNÉO-CUBOIDIENNE)

Gunther cite un cas de Mayor. — Demarquez un autre.

PROCÉDÉ A DEUX LAMBEAUX (PLANTAIRE PLUS GRAND). — FIG. 41.

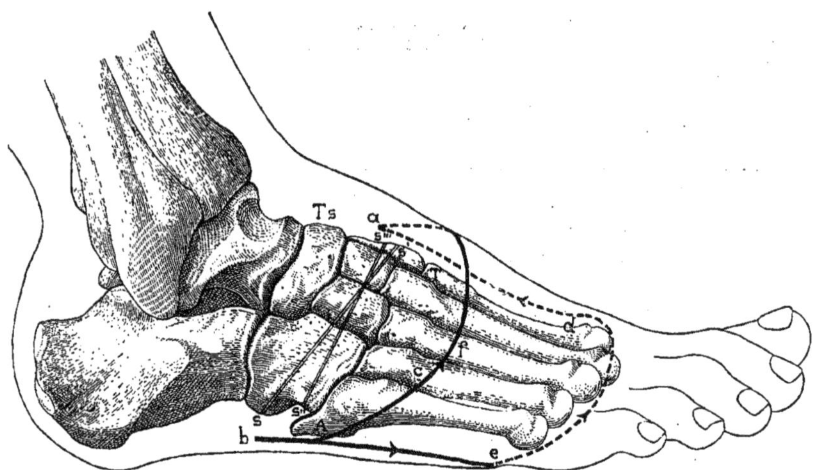

F.g. 41. *a.* Début de l'incision entre le repère interne de Lisfranc *T*, et la tubérosité du scaphoïde *Ts*. 2 cent. 1/2 au-devant de celle-ci. — *b.* Repère externe, 1 cent. en arrière de la pointe du tubercule du 5ᵉ *A*. — *d.* Extrémité du 1ᵉʳ métatarsien. — *e.* Extrémité du 5ᵉ. — *f.* Union du 1/4 supérieur et des 3/4 inférieur du 3ᵉ métatarsien.

1ᵉʳ Temps. — Incision dorsale *bfa,* curviligne à convexité antérieure, puis incision *be* (à fond et à petits coups) sur la face externe du cinquième métatarsien ; — devient plantaire *ed* rejoint l'incision dorsale en *a.* en suivant la face interne du premier métatarsien.

2ᵉ Temps. — Disséquer le lambeau dorsal jusqu'aux os sans toucher au jambier antérieur, — tracer le lambeau plantaire, le tailler de dehors en dedans jusqu'aux repères.

3ᵉ Temps. — Scier suivant une ligne oblique *ss′,* commençant à l'angle antéro-supérieur et interne du premier cunéiforme et aboutissant sur le côté externe du cuboïde, 1 centimètre en arrière de la pointe du tubercule du cinquième ; émousser l'arête du premier cunéiforme.
Hémostase : pédieuse, dorsale du tarse, plantaires interne et externe — a la valeur de l'opération de Lisfranc, aussi avantageuse en résultats et plus facile.

PROCÉDÉ INCLINÉ A MANCHETTE. — FIG. 42.

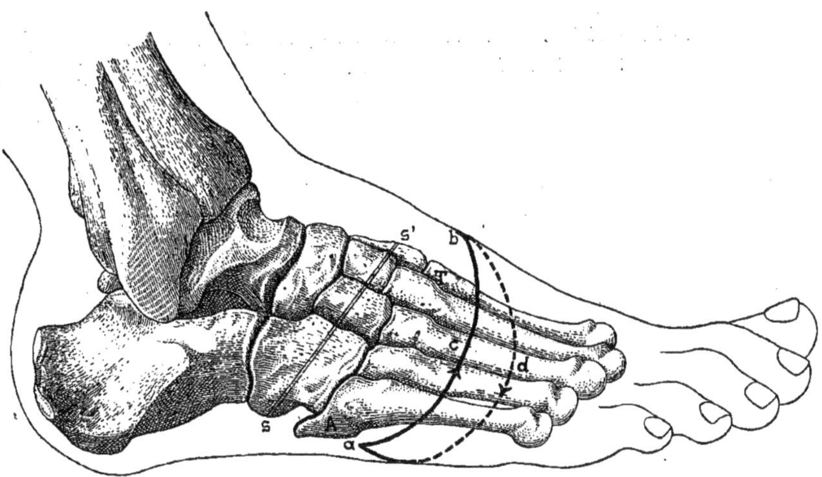

Fig. 42. *a* 3 cent. en avant du tubercule *A*. — *b*. 2 cent. en avant du tubercule *T*. — *c*. Union des 2/3 antérieur et du 1/3 postérieur du 3ᵉ métatarsien. — *d*. Union du 1/3 moyen et du 1/3 inférieur du métatarsien.

Diviser la peau et le tissu cellulaire sous-cutané suivant un cercle dont la moitié dorsale *acb* est plus rapprochée de la ligne d'opération que la moitié plantaire *adb*.

Diviser les parties molles circulairement à la base.

Pratiquer la section comme dans l'opération précédente.

AMPUTATION TRANSVERSALE (FIG. 41)

Même procédé que l'oblique, mais le repère interne *s‴* est à 1 centimètre 1/2 devant la tubérosité du scaphoïde, c'est-à-dire à la partie moyenne de la face interne du premier cunéiforme; l'externe *s″* à la pointe du tubercule du cinquième.

AMPUTATION DANS LA CONTIGUITÉ

AMPUTATION CUNÉO-SCAPHOÏDIENNE PARTIELLE. — FIG. 43.
1° DU 1er MÉTATARSIEN ET DU 1er CUNÉIFORME

Décrite par Gunther.

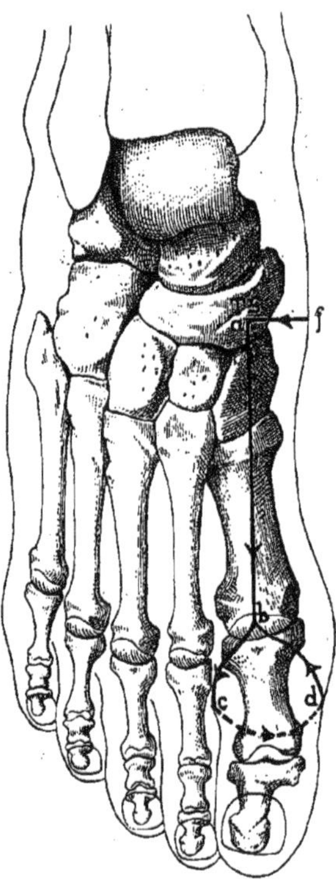

Fig. 43

a. Début de l'incision au niveau du tubercule Ts. du scaphoïde.

b. Articulation métatarso-phalangienne.

c. d. Sillon digito-plantaire.

CIRCULAIRE
A FENTE EN ⊥.

Incision *ab* sur le dos du premier métatarsien et du premier cunéiforme, devient circulaire à la base du gros orteil *bcd*. — A l'extrémité supérieure ajouter une incision transversale *a f* du bord interne du pied jusqu'au niveau de l'axe du métatarsien prolongé.

Disséquer les valves.

Désarticuler (coup de maître). — Détacher le cunéiforme en s'aidant du davier.

2° DÉSARTICULATION DES 2 PREMIERS MÉTATARSIENS ET DES 2 PREMIERS CUNÉIFORMES.

(Même procédé) faite par Lisfranc.

DÉSARTICULATION DES 4 DERNIERS MÉTATARSIENS (AVEC LE 3ᵉ CUNÉIFORME ET LE CUBOIDE).

Procédé analogue ; incision verticale sur le dos du troisième métatarsien avec incision transversale jusqu'au repère externe ; faite par Gaz-Moore Wordsworth (la marche, dit-il, n'était pas gênée ; — il faudrait la confirmation de cette assertion).

Des procédés analogues ont permis de pratiquer :

1° L'amputation de deux cunéiformes et du premier métatarsien, Ruger.

2° Celle des trois premiers métatarsiens et des cunéiformes, Villermé.

3° Celle du cuboïde et des deux derniers métatarsiens, Hey, Béclard, Textor, Max Farlane, Kerst, Dechange (J. M. M. Belge), Sédillot.

A ces opérations on peut rattacher les amputations mixtes tarso-métatarsiennes.

1° Désarticulation du premier métatarsien et amputation transversale des quatre autres au même niveau, c'est-à-dire 2 centimètres 1/2 en avant du tubercule du cinquième métatarsien.

2° Désarticulation du premier et des trois derniers avec amputation du deuxième dont la base est enclavée dans la mortaise (nous avons vu, en traitant l'opération de Lisfranc, ce qu'il faut en penser).

3° Désarticulation des trois derniers métatarsiens, amputation oblique de la base des deuxième et premier cunéiformes à 2 centimètres en avant de la tubérosité du scaphoïde (la section passe en avant de l'insertion principale du jambier antérieur).

Ces différents procédés admettent tous comme incisions cutanées celles des figures 31 et 32 (1 et 2).

Citons pour mémoire le procédé peu recommandable de Jackson de Darlington, qui fit l'ablation du premier cunéiforme et de quatre métatarsiens sans toucher aux orteils.

DÉSARTICULATION ANTE-SCAPHOIDO-CUBOIDIENNE (JOBERT). — FIG. 44.

Manuel opératoire indiqué par Laborie, 1843.

Opération à deux lambeaux dorsal et plantaire (plus grand). — Enlève avec l'avant-pied les trois cunéiformes, conserve le scaphoïde et le cuboïde. Ligne de désarticulation *acb*.

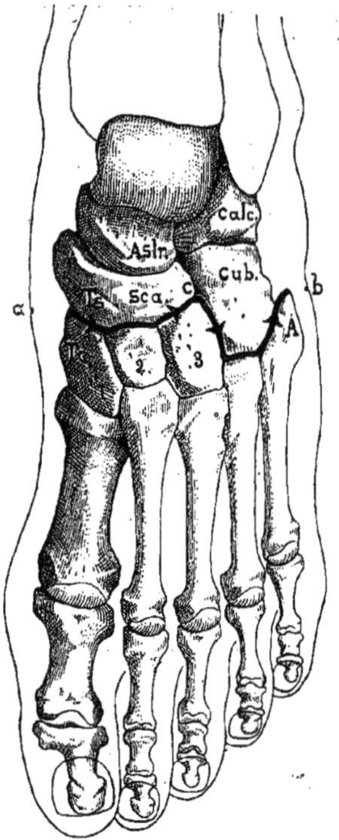

Fig. 44.

A. Extrémité postérieure du 5ᵉ métatarsien.

Ts. Tubercule inférieur du scaphoïde.

Tc. Tubercule inférieur du 1ᵉʳ cunéiforme.

Entre les deux l'interstice.

Le point difficile est l'articulation du troisième cunéiforme et du cuboïde. Il faut l'ouvrir, non par le coup de maître, mais directement d'arrière en avant, de la face dorsale vers la plantaire.

Avantages. — D'après Laborie, Delorme, Larger : A cause de la conservation du ligament calcanéo-cuboïdien inférieur (support externe du pied, empêchant le renversement en haut du talon), — de celle des attaches du jambier, — du ménagement des gaines tendineuses des extenseurs, cette opération mérite de devenir classique.

Inconvénients : (Legouest) raccourcit le côté interne du pied, et amène sa déviation : aussi propose-t-il de couper le cuboïde à la hauteur du scaphoïde.

Cette modification rend l'opération parfaite. C'est alors l'opération de Bona.

AMPUTATION MIXTE ANTE-SCAPHOIDO-CUNÉENNE (BONA). — FIG. 45.

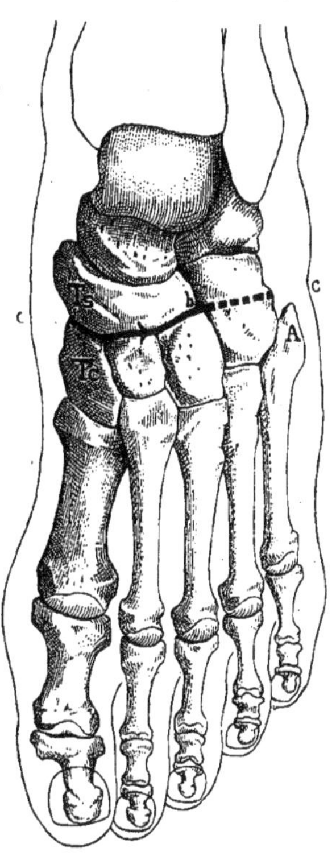

Fig. 45.

ab. Ouverture de la grande articulation scaphoïdo-cunéenne.

vc. Section du cuboïde au niveau de la face articulaire du scaphoïde.

Ts. Tubérosité du scaphoïde.

A. Tubercule du 5°.

Cette opération est bien supérieure à celle de Chopart ; elle a été pratiquée par Baudens, Monod, Hancock, Salleron, — Pauli (Gunther) et Baudens auraient exécuté une opération analogue en enlevant aussi le scaphoïde.

L'opération s'exécute avec les données de Chopart. — Les deux extrémités de l'incision dorsale tombent, l'une au bord antérieur du tubercule scaphoïdien, l'autre un travers de doigt en arrière de la tubérosité du cinquième. — Rechercher l'extrémité interne de l'interligne au devant du tubercule scaphoïdien, ouvrir l'articulation, scier transversalement le cuboïde à l'union du tiers postérieur et du tiers moyen. — Lambeau plantaire taillé comme dans la désarticulation médio-tarsienne. Voir fig. 49.

DÉSARTICULATION ANTE-SCAPHOIDO-CALCANÉENNE (LABORIE). — FIG. 46.

Les lambeaux sont ceux de la médio-tarsienne.

On sépare le scaphoïde des cunéiformes, — le cuboïde du calcanéum et du scaphoïde.

C'est le chopart avec conservation du scaphoïde. — On enlève le cuboïde et les insertions du grand ligament plantaire conservés dans l'opération de Jobert.

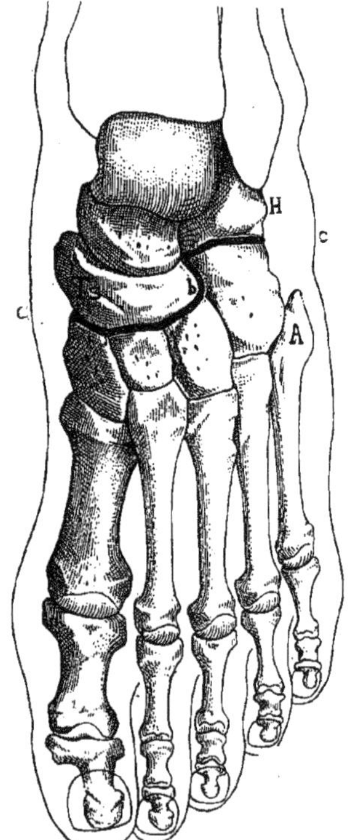

Fig. 46.

Ts. Tubercule du scaphoïde, l'interligne est au devant.

A. Tubercule du 5ᵉ, l'interligne calcanéo-cuboïdien en forme de selle est 15ᵐᵐ en arrière.

H. Saillie du bec du calcanéum, l'articulation est un peu en avant.

Ouvrir l'articulation scaphoïdo-cunéenne, puis calcanéo-cuboïdienne. — Terminer en engageant la lame dans l'articulation scaphoïdo-cuboïdienne.

La conservation du scaphoïde allonge le bord interne du pied; il y a donc moins de rotation de dehors en dedans. — Il n'y a pas non plus le renversement du talon du chopart (ce qui rend inutile la section préventive du tendon d'Achille de Bitot). Le moignon bien matelassé touche par sa partie postérieure et externe.

Bons succès de Lisfranc, Demarquay, Broca, Robert, Sédillot, Bitot, Delorme, Wright de Cheltenham (rapporté par Hancock), Jousset. — Fut faite par Dupuytren, grâce à un accident opératoire. — Inférieure à l'opération de Jobert, mérite cependant de devenir classique.

DÉSARTICULATION ANTE-ASTRAGALO-CUBOIDIENNE. — FIG. 47 (*a. b. c.*).

Rationnelle pour Delorme, car elle respecte les insertions du grand ligament plantaire et s'oppose au renversement du calcanéum. — Les faits manquent pour pouvoir la juger.

AMPUTATION ASTRAGALO-CALCANÉENNE DE P. ROUX (BLASIUS-ALLEMANDS) FIG. 47 (*f. b. d.*).

(Lambeaux de l'opération de Chopart.)

Plus facile et plus rapide que le chopart, ampute le pied au niveau de la tète de l'astragale et de la grosse apophyse du calcanéum. — Il faut s'arrêter à 1 centimètre au delà de l'interligne astragalo-scaphoïdien pour éviter l'articulation tibio-tarsienne.

Repères. — *Interne*. — Tubérosité du scaphoïde *T S* ; *b* est à 15 millimètres en arrière de cette tubérosité.

Externe. — Tubérosité du cinquième *A* ; *t* est à 25 millimètres en arrière.

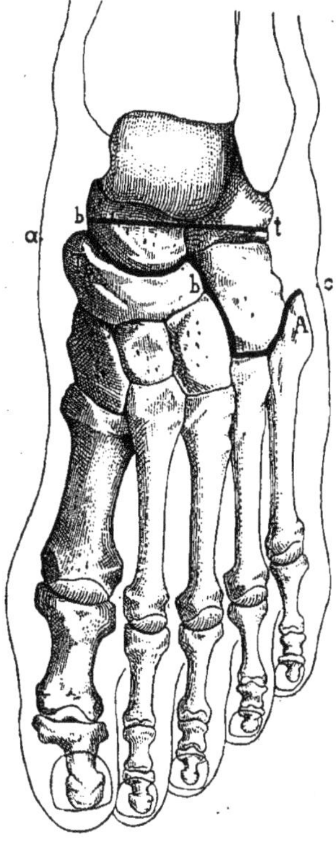

Fɪɢ. 47.

Ts Tubercule du scaphoïde. 15ᵐᵐ en arrière de cette tubérosité *b*.

Tubercule du 5ᵉ. 25ᵐᵐ en arrière *t*.

CHAPITRE V

DÉSARTICULATION MÉDIO-TARSIENNE OU DE CHOPART

HISTORIQUE

Tour à tour admirée et rejetée selon les périodes de son histoire où on la considère; — on l'a crue indiquée par Fabrice de Helden; — on l'a attribuée à Hecquet d'Abbeville, qui l'aurait enseignée à Winslow 1746; à Vigaroux, à Duvivier de Rochefort. — Lecat (*Mercure de France*) convient avec Lisfranc, Hancock et les modernes, contrairement à Velpeau et à Béraud, que Chopart le premier l'a décrite en 1787. — Refaite et décrite par Lafiteau (Fourcroy, *Journal des découvertes*, Paris, 1792), par Marc A. Petit, qui pour obvier au renversement en arrière fait la première ténotomie, Peletan 1795, Dupuytren 1790, elle est importée en Allemagne par de Walther, et exécutée par Chelius 1809, puis Heister. — Villermé signale ses inconvénients sur les opérés des Invalides, 1815. — Velpeau et Blandin en obtiennent de bons résultats. — En Angleterre, elle est connue après le voyage de Roux, 1814. — Stanski 1844 montre de mauvais résultats à l'autopsie. — De même Malgaigne pour un opéré de Richerand. — En 1850, important travail de Robert, défavorable à l'opération, ainsi que les travaux de Legouest, 1856. — Bœckel, 1857, Duplong, 1857. — Modifications opératoires de Scoutteten, Soupart, Baudens, Sédillot.

Au mois de juin 1860 (Soc. chirurg.), Bouvier en demande le rejet. — Chassaignac et Huguier lui opposent des observations avec des résultats satisfaisants. — Gross donne des statistiques sans conclure. — Bons cas de Ange Duval, Duplong, Rougon, Petit, Cougit, Hubac, Kort, Pujos, Denucé, Guérin, Giraud de Nice, Verneuil, Larrey, Trélat; Jousset la défend dans le *Bulletin de thérapeutique* 1876, thèses de Labouesse et de Vaquez.

A l'heure actuelle l'opération de Chopart n'a pour elle qu'une minorité en France, où elle est défendue par Labbé, Nélaton, Verneuil, Ollier[1], Duchamp.

En Angleterre, peu en faveur, sauf auprès de Hancock. — En Allemagne,

1. Un opéré présenté par M. Ollier au Congrès de Lyon 1864, faisait chaque jour 15 à 20 kilomètres à pied sans appareil spécial.

exécutée par Gräfe, Rüst, Walther, Chélius, Langenbeck; un dernier plaidoyer pour sa défense est dû à Max Schede (*Sammlung Klinischer Vorträge*, 1874).

Définition. — Cette opération ne conserve du pied que l'astragale et le calcanéum, en recouvrant leurs extrémités par un épais, large et long lambeau plantaire, soit seul, soit aidé d'un plus petit dorsal.

Repères. — *Interne.* — Suivre du doigt le bord interne du pied, à partir de la malléole; la première tubérosité que l'on rencontre est celle du scaphoïde. — L'articulation est immédiatement derrière (5 millimètres, Richerand), — à 2 cent. 1/2 au-devant de la malléole interne (Lisfranc).

Externe. — L'interligne est à un travers de doigt (1 cent. 1/2) derrière le tubercule du 5ᵉ métatarsien, immédiatement en avant de la petite apophyse du calcanéum (Chauvel), c'est-à-dire du premier tubercule que l'on rencontre en longeant le bord externe du pied à partir de la malléole (Malgaigne). — On peut le déterminer aussi en se basant sur l'extrémité inférieure du péroné; il se trouve d'après Lisfranc à 5 cent. 1/2 en avant de celle-ci.

Moyen. — Sur la face dorsale, saillie de la tête de l'astragale; — dans l'extension et l'adduction du pied, saillie du bec antérieur du calcanéum; on peut sentir alors la dépression qui sépare ces deux os. — L'articulation est à 3 centimètres de l'articulation tibio-tarsienne (Lisfranc).

Repère pour la taille du lambeau. Sédillot dit : « Faire tomber le tranchant en rasant la face plantaire des métatarsiens sur les os sésamoïdes du gros orteil; le couteau est arrêté, et en suivant les téguments à 2 ou 3 lignes en avant, on a un bon lambeau. »

Choix du procédé. — La cicatrice future devant dans tous les cas être à l'abri des pressions ultérieures, on doit choisir un procédé la reportant tout entière à la face dorsale du pied : la désarticulation avec un grand lambeau plantaire comprenant dans son épaisseur toutes les parties molles de la plante du pied est seule à même de nous procurer un semblable résultat (Farabeuf).

Tableau des procédés.

Méthodes concentriques.	Lambeaux multiples.	Chopart, 1er procédé. Walter, d'après Dieffenbach, Duval, Chauvel, Farabeuf, Gunther, Blandin, Chélius, Labouesse.	Petit lambeau dorsal. Grand plantaire.	Bon résultat, recouvre bien les extrémités osseuses, lutte contre le renversement en unissant les tendons antérieurs aux parties profondes plantaires. Procédé de choix.
		Poullain et Pétrequin (*Gaz. des hôp.*, 1844).	Lambeau externe et lambeau interne.	Cicatrice mal placée.
		Gunther.	3 lambeaux { Plantaire, Latéral dorsal interne et latéral dorsal externe.	Cicatrice centrale, devient exposée par la rétraction.
	Ovalaire.	Scoutteten. Michel.	Ovale. Elliptique plantaire.	Cicatrice sinueuse de haut en bas, de la pointe à extrémité du moignon.
	Ovalaire modifiée.	Duchamp.		Bon résultat, mais nécessite l'intégrité d'une grande quantité de tissu dorsal.
Méthodes excentriques (un lambeau).	Plantaire.	Chopart, 2e procédé. Richerand, Klein, Textor, Langenbeck.	Plantaire.	Bon si l'incision dorsale est assez convexe pour former une sorte de lambeau.
		Syme.	Plantaire par transfixion.	Lambeau irrégulier et trop court.
		Mangault.	Plantaire désarticule de la plante vers le dos.	Mêmes défauts avec une complication inutile.
		Blasius.	Losangique. — La partie plantaire des téguments est relevée pour la fixer entre les bords de l'incision dorsale.	Abandonné. — Mauvaise cicatrice.
		Sédillot.	Latéral interne et plantaire.	Bon procédé de nécessité.
		Baudens.	Dorsal.	Cicatrice rejetée sur la plante.
		Soupart 4 procédés. — Lambeau.	Dorsal. Externe. Interne. Plantaire.	Ne diffèrent pas des procédés analogues et comportent les mêmes reproches. Analogue au 2e de Chopart.

1. Ce tableau, ceux de la sous-astragalienne et de la tibio-tarsienne, sont fondés sur la classification adoptée par Gross (Th. Nancy).

L'AMBEAU PLANTAIRE UNIQUE (FARABEUF). — FIG. 48.

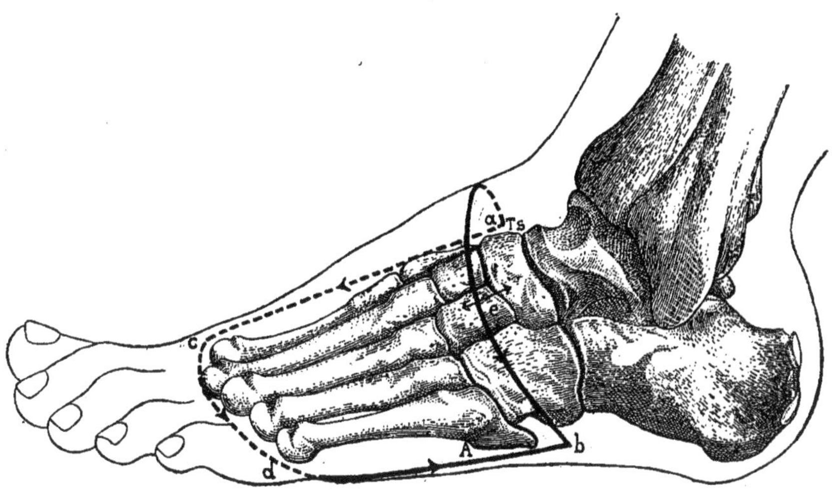

Fig. 48. — *a*. Point situé au-dessus et au-devant du tubercule scaphoïdien *Ts*. — *b*. Un travers de doigt derrière la tubérosité du 5ᵉ métatarsien *A*. — *c*. Arrêt de l'incision longitudinale, niveau de la 1ʳ articulation métatarso-phalangienne. — *d*. Symétrique de *c*, plus en arrière. — *e*. 1 cent. en avant de la tête de l'astragale.

1ᶜʳ Temps.
(A fond).
> 1° Incision dorsale *aeb* convexe en avant (main gauche pouce sur *Ts*, index derrière *A*, empaume le pied) (ne pas entamer les téguments plantaires).
> 2° Incision plantaire; — début en *a*, incision longitudinale *ac* (pouce gauche dessous, doigts empaumant les orteils pardessus); s'arrondit convexe en avant *cd*, redevient longitudinale en *db* plus courte que *ac*.

2ᵉ Temps. — Disséquer en *cd* la première partie du lambeau plantaire *abcd*; dépasser les sésamoïdes en dedans; la tête du cinquième métatarsien en dehors; le couteau est dirigé d'abord vers le métatarsien, puis vers le talon.

3ᵉ Temps. — Mobiliser *ab* (dorsal); l'aide rétracte les téguments; — tordre le pied en varus (remarque de Dupuytren et Duval), glisser le couteau à plat sur le dos du pied dans le sens de la flèche; il heurte la tête astragalienne, entr'ouvre l'articulation. — Sectionner le ligament en Y, abaisser le pied; couper en dehors le tendon long péronier, en dedans le tendon jambier postérieur. (Astley Cooper et Cruveilhier signa-

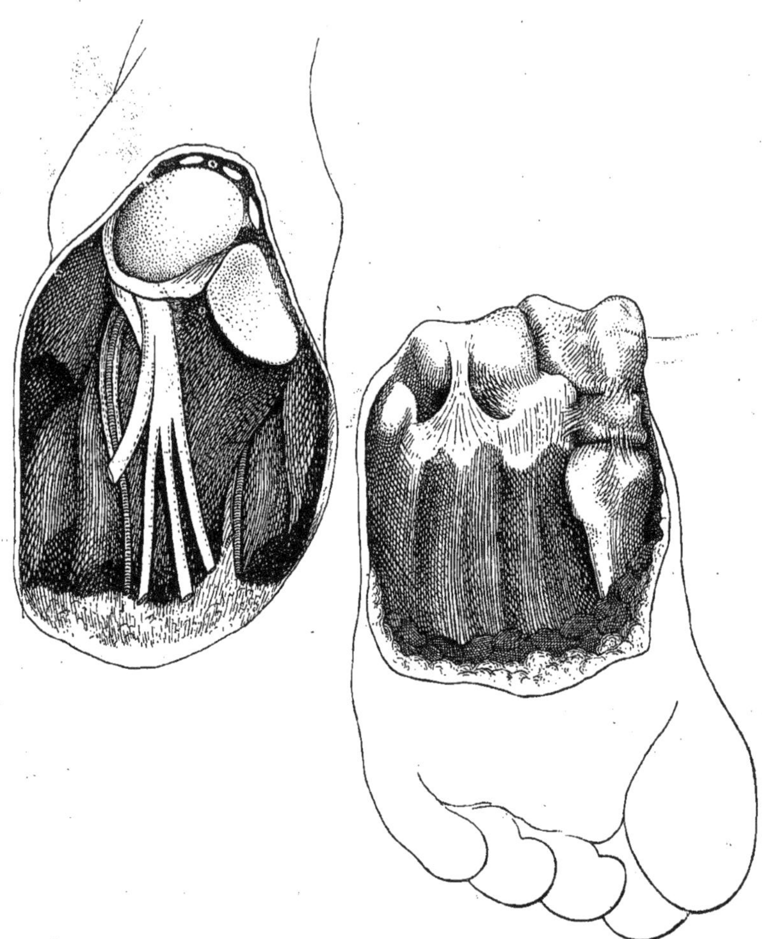

Fig. 49. — Désarticulation médio-tarsienne. Lambeau plantaire.

lent l'ossification du ligament, il vaudrait mieux alors le scier que le rompre.)

4ᵉ Temps. — Engager sous la face inférieure du scaphoïde et du cuboïde le couteau à plat ; réadapter les surfaces articulaires ouvertes.

5ᵉ Temps. — Sortir par transfixion en suivant *ac bd*, déprimant la voûte osseuse de la main gauche, raser la face inférieure de l'os (fléchisseurs coupés seulement à la sortie du lambeau).

Lier les artères plantaires externe et interne.

Ce procédé est inférieur au premier procédé de Chopart à deux lambeaux ; il est suffisant si l'incision *aeb* est assez convexe en avant pour simuler un petit lambeau.

LAMBEAU INTERNE ET PLANTAIRE (SÉDILLOT). — FIG. 50.

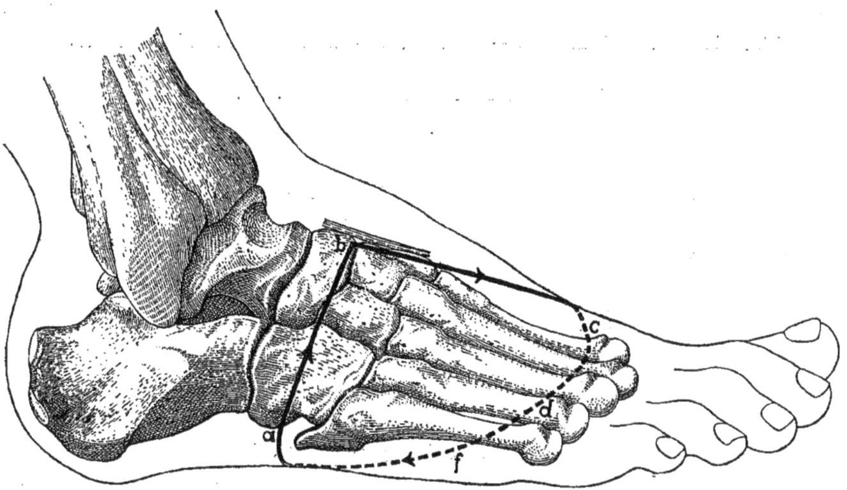

Fig. 50. — *a*. Bord externe du pied entre l'articulation calcanéo-cuboïdienne et la tubérosité du 5ᵉ. — *b*. Face dorsale en dehors du jambier antérieur. — *c*. Un travers de doigt en arrière de l'articulation métatarsophalangienne du gros orteil.

1ᵉʳ Temps.
(A fond.)

1ᵉʳ *Procédé.* — 1° Incision *ab* transversale parallèle et antérieure à l'interligne médio-tarsien.

2° Incision *bc* longitudinale contourne le côté interne du pied en *c*.

3° Incision *cdfa* rejoint *c* au point initial *a* (couper *fdc* en biseau pour détacher les téguments du tissu cellulo-graisseux afin de faciliter la réunion).

2ᵉ Temps. — Disséquer le lambeau interne jusqu'au tubercule du scaphoïde : attaquer l'articulation par la face dorsale et terminer l'opération.

2ᵉ *Procédé*. — Tracer l'incision, entrer dans l'articulation calcanéocuboïdienne, puis désarticuler l'astragale du scaphoïde, contourner celui-ci exactement, raser cet os, le premier cunéiforme et le premier métatarsien ; sortir en *c*, en traçant ainsi son lambeau.

Ce deuxième procédé est inférieur au premier, expose à avoir un lambeau à base étroite, très mince et fort irrégulier.

Tous deux sont des procédés de nécessité ; ils conservent le tendon jambier antérieur et sont applicables dans les lésions du côté externe du pied.

DEUX LAMBEAUX INÉGAUX. — PLANTAIRE PRINCIPAL (MARCELIN DUVAL).

Iᵉʳ PROCÉDÉ DE CHOPART. — FIG. 51.

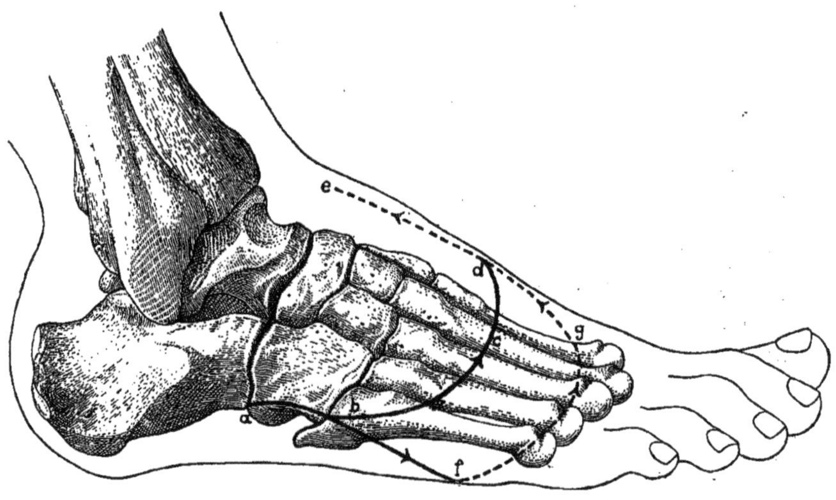

Fig. 51. — *a* 1/2 cent. en avant de l'articulation calcanéo-cuboïdienne, union du dos du pied et de la face externe. — *b*. 1/3 postérieur du 5ᵉ métatarsien. — *c*. Partie moyenne du 2ᵉ à 5 cent. de la commissure des deux premiers orteils. — *d*. 1/3 postérieur du 1ᵉʳ métatarsien, union du bord interne et de la face dorsale. — *e*. 1 cent. en avant de l'articulation astragalo-scaphoïdienne face interne. — *f*. Plantaire, un doigt en arrière de l'articulation métatarso-phalangienne du 5ᵉ. — *g*. Point correspondant interne.

1ᵉʳ Temps.
(A fond.)

> 1° Incision longitudinale *ab* s'arrondit en *b* pour décrire la courbe convexe en avant *bcd*, redevient longitudinale interne *de*.
>
> 2° (L'aide relève le pied en rotation en dedans); reprendre *ab*, la prolonger jusqu'en *f*, arrondir l'extrémité en incision plantaire convexe en avant *fg* (4 centimètres en arrière du pli digito-plantaire), revenir de *g* pour rejoindre *de*.

(L'incision de la peau *fg* se fait à petits coups dans la masse épaisse et cornée un peu en arrière du bourrelet digito-plantaire jusqu'à la base du gros orteil.)

2ᵉ Temps. — (L'aide redresse les orteils, position indiquée.) — Disséquer le lambeau plantaire rasant l'os et les sésamoïdes jusqu'au col des métatarsiens.

3ᵉ Temps. — Section des parties molles dorsales.

4ᵉ Temps. — Leur dissection, le couteau perpendiculaire pour ne pas dépasser l'interligne.

5ᵉ Temps. — Division du ligament calcanéo-cuboïdien; supérieur et externe; ouverture de l'articulation.

6ᵉ Temps. — Division du ligament en Y. — Luxation complète du pied.

7ᵉ Temps. — Le couteau engagé à plat sous les os; terminer comme précédemment.

Procédé généralement adopté : Chopart, Walther, Gunther, Blandin, Chelius, Duval, Chauvel, Labouesse, Farabeuf; recouvre plus sûrement la tête de l'astragale; facilite l'union des tendons antérieurs avec les parties profondes du lambeau plantaire, luttant ainsi contre le renversement.

PROCÉDÉ DE DUCHAMP. — FIG. 52.

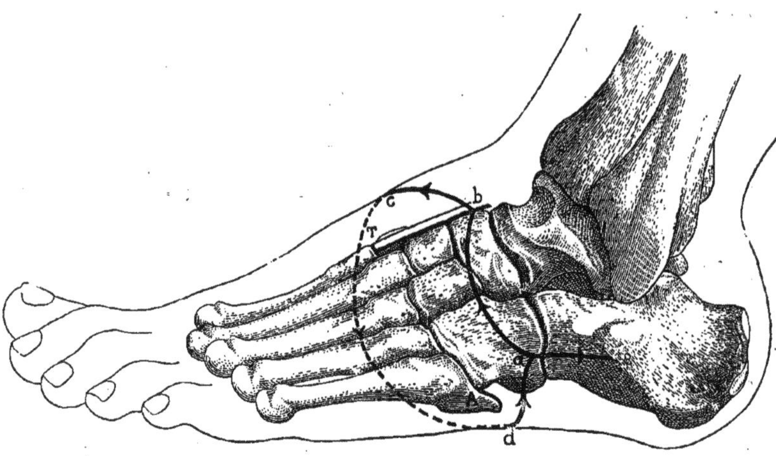

Fig. 52. — *a.* Côté externe, un doigt en avant de l'interligne. — *b.* Même situation au bord interne de l'extenseur propre du gros orteil. — *c.* Encoche interne 2 cent. en arrière du tubercule du 1ᵉʳ métatarsien. — *d.* Encoche externe au niveau du tubercule du 5ᵉ *A.* — *e.* Terminaison du prolongement externe à 2 cent. en arrière de *A.*

1ᵉʳ Temps.
- 1° Incision transversale convexe en avant *ab*, devient concave en *bc.*
- 2° Incision plantaire *cd* convexe en avant.
- 3° Incision *da* terminée par la transversale externe *ae.*

2ᵉ Temps. — Section des tissus sous-cutanés et dissection de la peau. (L'aide abaisse la partie antérieure du pied et la porte en dehors.)

3ᵉ Temps. — Section des tendons et des muscles ; — couper au ras ; — disséquer sur l'os.

4ᵉ Temps. — *Désarticulation.* — Sentir la saillie du calcanéum ; couper le ligament calcanéo-cuboïdien supérieur. — Après 3 centimètres incliner la lame pour sectionner le ligament en Y ; contourner l'astragale et couper le ligament astragalo-scaphoïdien.

VALEUR DE L'OPÉRATION DE CHOPART (RENVERSEMENT DU MOIGNON).

L'opération de Chopart a été et est encore très discutée, à cause d'un accident fréquent qui consiste en une extension forcée de l'articulation tibio-tarsienne, d'où ascension de la partie postérieure du calcanéum, et abaissement de la partie antérieure, et de l'astragale.

Cet équin varus, Blandin, Velpeau, Textor, Roux, ne l'ont jamais rencontré; cependant la plupart des auteurs, Petit, Villermé, Dupuytren, Bœckel, Weber, Philippot, Schede, Guérin, Boyer, Larger, le signalent, et cherchent les moyens de l'éviter.

Il faut tenir compte d'abord de la déformation primitive se produisant pendant le séjour au lit, que l'on doit attribuer d'après Neudorfer à l'inflammation des cartilages articulaires, et plutôt encore à l'inflammation articulaire, à l'action du triceps sural, à l'atrophie des muscles antérieurs.

Déformations consécutives.

Plusieurs degrés (Delorme).
- 1° Léger varus équin,
- 2° Varus plus prononcé, mouvements actifs limités, marche pénible.
- 3° Renversement complet, le moignon porte sur la petite apophyse du calcanéum, atrophie extrême, douleurs intolérables, ulcérations, altérations osseuses.

Théories qui tentent d'appliquer cette déviation.

1° *Action musculaire.* — L'action des fléchisseurs du pied sur la jambe (jambier antérieur, extenseur commun des orteils, extenseur propre du gros orteil) ne contrebalance plus celle du triceps sural seul ou aidé des fléchisseurs commun et propre et du jambier postérieur.

Ces rétractions seraient rares pour Farlane, Dupuytren, Velpeau, Blandin. Le remède évident était la ténotomie proposée par Champion (th. 1815), puis Villermé, exécutée par Petit, l'inventeur de la ténotomie en France; elle échoue avec Nélaton, Velpeau, Robert. Bouvier, *Ar. ch.* 1880, nie son efficacité. Ross et Schede ont montré que le renversement s'opère malgré la ténotomie si l'on ne s'y oppose pas par un traitement orthopédique.

(L'action musculaire n'est donc pas l'unique cause du renversement du moignon.)

2° *Théorie de l'inflammation.* — Verneuil, Bœckel.
L'inflammation de l'articulation tibio-tarsienne et des tissus périarticulaires cause le renversement; l'articulation prend de ce fait une position intermédiaire entre l'extension et la flexion. — Acceptable seulement quand

il y a des affections articulaires préexistantes ou éveillées par le traumatisme.

3° *Théorie de l'ankylose.* — Rapportée à Szymanowski, le synoviale cesse de sécréter, le péroné se rapproche du tibia, la partie la plus étroite de l'astragale reste seule dans la mortaise.

Cette théorie pèche par la base. Max Schede, Blasius Vollkmann et les Français nient cette ankylose.

4° *Théories des pressions mécaniques.* — Malgaigne, 1844; Sédillot, Legouest, 1859; Paulet, Farabeuf, pour certains cas.

La voûte plantaire repose sur la partie postérieure du calcanéum en arrière, sur le premier et le cinquième métatarsien en avant. — Le point d'appui antérieur étant supprimé, ce qui reste de la voûte bascule et s'incline en bas; d'où l'immunité des pieds plats (Farabeuf).

La subluxation de l'astragale chassée de la mortaise est aidée par l'action du triceps; le ligament astragalo-calcanéen seul s'oppose à ce mouvement (Sédillot). — Les ligaments déviés puis adaptés à leur nouvelle position assurent l'immobilité (Stanski, Gaujot, Verneuil).

5° *Théorie fonctionnelle.* — Larger.

La cause réside dans l'atrophie de l'extenseur commun, de l'extenseur propre, du jambier antérieur, liée au repos, à l'inflammation aiguë ou chronique des divers tissus. — Signalée par Velpeau, Giraldès, Verneuil; défendue éloquemment à la Société de chirurgie par Larger, qui prouve son origine réflexe.

Ces théories renferment pour la plupart une partie de vérité; on peut incriminer à la fois : la rétraction du tendon d'Achille et des muscles postérieurs, l'atrophie des antérieurs, l'inflammation de l'articulation et des gaines synoviales, l'induration des tissus périarticulaires, qui toutes contribuent à causer l'équin varus favorisé par la destruction de la voûte antérieure et de la cavité de réception de la tête astragalienne.

Pour parer à cet accident on a proposé :

1° La résection des tendons postérieurs (ménager le jambier postérieur qui, par ses adhérences au ligament calcanéo-scaphoïdien, soutient la tête de l'astragale).

2° La ténotomie du tendon d'Achille (voir plus haut).

3° La résection du sciatique poplité interne (idée théorique non encore vérifiée).

4° L'immobilisation du moignon pour permettre la soudure des tendons antérieurs.

(L'appareil plâtré suffit; il est bon de chercher à suturer les tendons au lambeau antérieur. — Sédillot fléchit la jambe sur la cuisse pour mettre les gastro-gnémiens dans le relâchement.

Faut-il abattre le bec calcanéen, l'extrémité antérieure de l'astragale, comme l'ont fait Roux, Mayor, Fergusson, les Allemands, Malgaigne? — Ce procédé a donné à Moore autant de succès que d'insuccès ; et en tous cas, il vaudrait mieux allonger le pied que le raccourcir.

Cette observation s'applique encore plus à la pratique de Hilferich, qui abat le cartilage articulaire du tibia, la facette articulaire de l'astragale et suture ensuite.

Les meilleurs résultats sont fournis par l'électrisation et le massage des muscles antérieurs, surtout si après l'emploi de *la méthode sous-périostée on a eu soin de bien réunir les tendons extenseurs aux extrémités tendineuses des nombreux muscles plantaires conservés dans le lambeau.*

Nous venons de voir les inconvénients de cette opération; justifient-ils l'opinion de Verneuil qui la proscrit à cause de ses mauvais résultats? Il est évident que non, et des statistiques favorables le prouvent, malgré que nous ne puissions partager l'enthousiasme de Blandin.

Convient-il d'établir un parallèle avec l'amputation de Lisfranc? Nous pensons que les anciens chirurgiens pouvaient à bon droit le faire, car l'absence d'anesthésie donnait une grande importance à la durée moindre de l'amputation de Chopart, en même temps l'ouverture d'un moins grand nombre de gaines synoviales exposait moins à l'infection. Mais avec l'antisepsie et le chloroforme, ces arguments disparaissent, et nous croyons qu'elles correspondent à des lésions différentes, sont toutes deux parfaitement justifiées, et, comme disait Velpeau, « qu'elles doivent être toutes deux conservées et non se nuire réciproquement ». La première et même la seule règle doit être de conserver le plus possible du membre malade tout en faisant une opération qui puisse donner un résultat utile, c'est-à-dire une amputation *sous-périostée.*

CHAPITRE VI

AMPUTATION SOUS-ASTRAGALIENNE

Opération moderne. Vacquez, 1859, se fondant sur un rapport de A. Petit, attribue la première à un bourreau abyssin. — Scientifiquement, regardée comme possible par Velpeau, 1839, qui en rapporte la première idée à de Lignerolles. — La première est exécutée par Traill (Ecosse); la deuxième, par Textor, de Wurzbourg, auquel Mialhe attribue la priorité; introduite en France, par Malgaigne, 1845 (d'après Robert, *Journ. de chir.*, 1846, 1848, 1849); faite par Maisonneuve, 1849, suivant le procédé de Malgaigne. — Baudens lui applique le procédé mis en faveur par J. Roux, pour l'articulation tibiotarsienne; — reste française avec Nélaton, 1852, Verneuil, Leroy, Vacquez. — Puis un long silence d'une vingtaine d'années.

En 1875, Perrin obtient au Val-de-Grâce un succès brillant et la défend énergiquement contre Panas (*Soc. chir.*, 1er mars 1876). — Chauvel, qui fait un brillant travail sur les amputations de la région tibio-tarsienne, ne se prononce pas pour la valeur de la sous-astragalienne, il reprend la question dans le *Dict. Enc. des Sc. méd.*; Delorme, *Dict. Jaccoud*; puis Farabeuf, Chauvel (*Traité méd. op.*), Gras, Marlier, *Gaz. hebd. de chir.*, 1880. — Deux observations de Vautrin de Nancy; Sourier (thèse de Nancy, 1890); Leroux (thèse de Lyon, 1892) fait un parallèle entre l'amputation sous-astragalienne et l'amputation intra-calcanéenne.

En Angleterre, John Simon l'avait définitivement introduite en 1848 ; après lui Hancock l'a vulgarisée.

En Allemagne, excellent mémoire de Max Schede (*Sammlung. Klüscher Forträge*).

But de l'opération. — Ouvre les articulations : astragalo-scaphoïdienne par la face dorsale, — astragalo-calcanéenne dont on sectionne la clef ou ligament vertical par la pointe introduite en dehors.

L'opéré marche sur la face inférieure de l'astragale, et en cas de renversement sur la tête de cet os.

Repères. — Sommet de la malléole externe. — Tubérosité du 5e métatarsien *A*. — Malléole interne. — Tubérosité du scaphoïde *T S* et du grand cunéiforme.

Tendon d'Achille. — Tendon de l'extenseur propre du gros orteil.

TABLEAU

Des différents procédés de désarticulation sous-astragalienne.

Méthode concentrique.	2 lambeaux.	Latéraux égaux.	De Lignerolles, Velpeau.	Reste à l'état de projet.
		Latéraux inégaux.	Traill, Arbrooth.	Cicatrice exposée.
		Talonnier et dorsal.	Gurlt, Syme, Textor, Langenbeck.	Cicatrice sous la tête de l'astragale très exposée. Coiffe trop courte, d'où nécessité de scier la tête astragalienne.
Méthodes excentriques.	1 seul lambeau.	Lambeau dorsal.	Malgaigne, 2ᵉ procédé. Lisfranc. Maisonneuve.	Procédé de nécessité. — Cicatrice excentrique. — Le pied repose sur une peau trop fine et trop délicate.
		Lambeau latéral interne.	Malgaigne, 1ᵉʳ procédé. Sédillot, quadrilatère interne et plantaire modifié par Isnard.	Souvent insuffisant. — Pressions douloureuses.
		Lambeau latéral externe.	Baudens, Textor fils, avec résection de la tête astragalienne. — Etrier turc de Rognetta.	Mêmes défauts, en outre gangrène possible du lambeau.
		Lambeau antéro-interne.	Leroy.	Procédé de nécessité.
		Dorsal plantaire interne.	Cras.	Cicatrice termino-latérale externe, couverture peut-être insuffisante.
		Latéral interne, plantaire et talonnier.	1ʳᵉ variété, Verneuil.	Cicatrice latérale externe. — Lambeau suffisant. — Sacrifice de tissus utiles.
			2ᵉ variété, Nélaton.	Mêmes inconvénients. — Dissection facile.
	Mixtes	Postéro-interne et plantaire.	Farabeuf.	Bon procédé, manque parfois de couverture.
		Ovalaire (raquette).	Perrin, Chauvel. Procédés analogues de Chaput, Labouesse, Duchamp.	Nécessite beaucoup d'habileté et une grande étendue de tissus sains.
		Amputation mixte. Calcanéo-sous-astragalienne.	Tripier.	Nécessite moins de tissus. — Bonnes conditions de statique.

Choix du procédé. Méthode sous-périostée. — Les conditions que créent à l'opérateur les désordres consécutifs à la lésion pour laquelle il opère doivent le guider dans le choix du procédé à employer. — Quand on le peut, c'est à ceux de Perrin, Farabeuf, Verneuil, Duchamp, Tripier, que l'on devra surtout s'adresser, mais en observant les règles de la méthode sous-périostée. Plus facile, plus respectueuse des organes qu'il est important de ne point léser, celle-ci est aussi la seule à donner un résultat parfait, à condition pourtant de suturer bien exactement les tendons extenseurs avec les muscles de la face plantaire, pour constituer ainsi une *anse contractile*. (Voir page 88.)

LONG ET LARGE LAMBEAU POSTÉRO-INTERNE ET PLANTAIRE (FARABEUF). PIED GAUCHE. — FIG. 53.

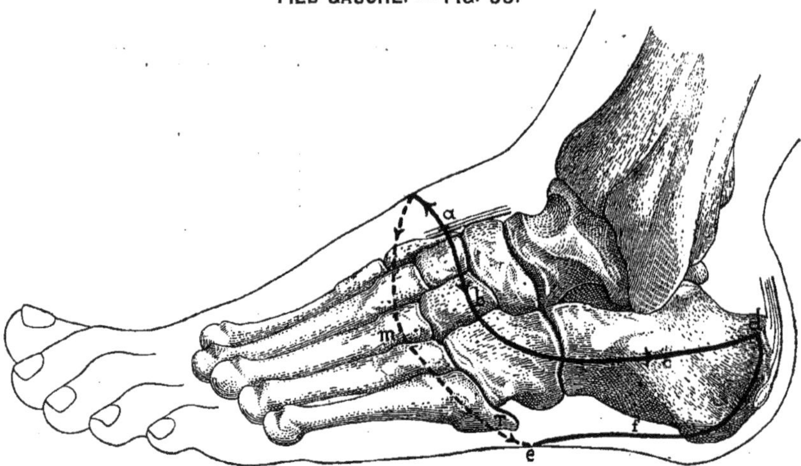

Fig. 53. — *a*. Début de l'incision sur le tendon extenseur à quelques millimètres de l'articulation scaphoïdo-cunéenne. — *b*. Milieu de la ligne idéale unissant *T*. à *a*. — *c*. Un doigt au-dessous de la malléole péronière. — *d*. Insertion du bord externe du tendon d'Achille. — *m*. Milieu de l'incision plantaire au niveau de l'articulation de Lisfranc. — *e*, Extrémité de l'incision correspondant à *T*, — *f*. Au-dessous de la tubérosité externe du calcanéum.

1ᵉʳ Temps.
1° Incision *abcd* dorsale externe, de *a* en *b*, se dirige curviligne dans le sens de la flèche.
2° (Main gauche relève fortement, et tord le pied pour laisser voir par-dessous elle la pointe *a*.) — Incision transversale de la plante *am*, jusqu'au milieu de celle-ci. — Rétrograde légèrement courbe *me* vers *e* à la tubérosité du 5ᵉ métatarsien.

1ᵉʳ Temps. — 3° Terminer en *ed*, suivant le bord externe du pied jusqu'en *f*. — Remonter ensuite (le pied complètement relevé) jusqu'en *d*.

2ᵉ Temps. — L'aide fléchit la jambe sur la cuisse, le genou en dedans,
et de l'autre main rétracte les téguments dorsaux et externes; il présente
à l'opérateur la face externe du pied horizontalement, orteils à gauche,
talon à droite.

1° Repasser dans l'incision.

2° Disséquer le lambeau dorsal externe.

3° Ouvrir l'articulation astragalo-scaphoïdienne. — Diviser sa clef par le
couteau engagé à plat sous la tête astragalienne.

4° L'articulation calcanéo-astragalienne commence à basculer, détacher
le tissu adipeux sus-calcanéen, et désinsérer le tendon d'Achille.

5° Luxer le pied en dedans complètement.

3ᵉ Temps. — Renverser le pied en dedans. — Attaquer l'insertion du
jambier antérieur au scaphoïde, le ligament latéral interne. — Raser le
canal calcanéen comme pour décoller le périoste (pour ménager plus
sûrement les vaisseaux). — Décortiquer aussi la tubérosité interne et la
face postérieure du calcanéum). — Décoller les muscles plantaires et la
peau du talon.

4ᵉ Temps. — Parer le moignon par la section du tendon, long péronier,
et la résection du nerf tibial.

PIED DROIT. — FIG. 54.

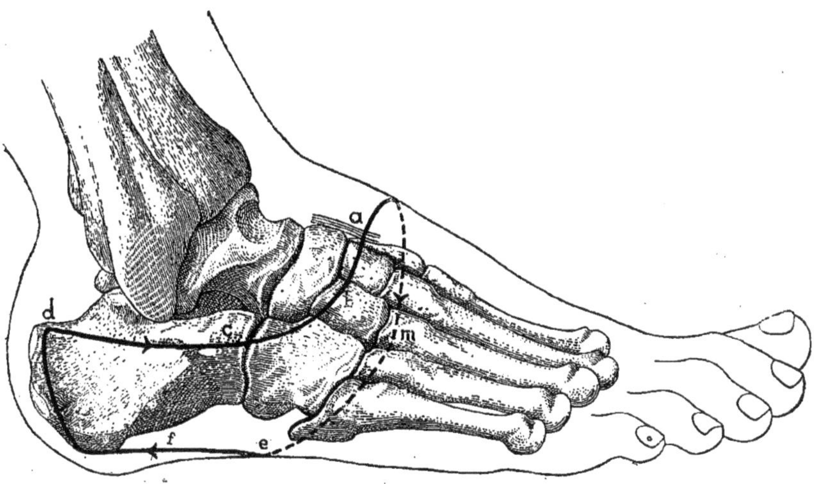

Fig. 54.

1er **Temps.**
1° Incision *dcba* (pied abaissé et porté à droite).
2° Incision *ame*, d'abord légèrement convexe en avant en *a*, — puis tranversalement depuis *m* (aide soulève la jambe).
3° Rejoindre le point *d* par *efd*.

2e **Temps.** — Disséquer le lambeau au préalable. — On désarticule d'abord comme pour le gauche.

3e, 4e **Temps.** — Dans les deux cas les temps sont les mêmes.

Bon lambeau, recouvrant bien les surfaces osseuses. — Procédé à employer surtout à cause de la facilité relative de décortication du talon. — Manque parfois un peu de couverture.

MÉTHODE OVALAIRE MODIFIÉE PROCÉDÉ EN RAQUETTE (PERRIN, CHAUVEL). — FIG. 55.

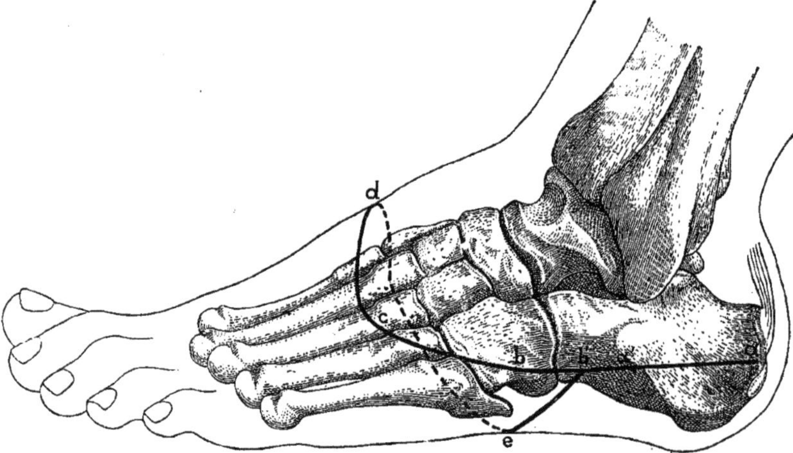

Fig. 55. — *a*. Bord externe de la partie inférieure du tendon d'Achille. — *a'*. 2 cent. au-dessous de la pointe malléolaire externe. — *b*. Au niveau de l'extrémité postérieure du 5e métatarsien. — *c*. Union du 1/3 postérieur et des 2/3 antérieurs du 5e métatarsien. — *d*. Extrémité postérieure du 1er. — *e*. Extrémité de l'incision 1 cent. au-dessous de la tubérosité du 5e. — *b'*. 2 cent. en arrière de *b*.

1er **Temps.**
1° *a a'b*. Suit l'union du bord externe et de la face dorsale du pied.
2° *bcd*. — Courbe à convexité antérieure à sommet en *c* (l'aide, par la rotation du pied, présente successivement tous les points de la courbe).
3° *deb'*. Incision plantaire, arrondie en *e*, pour rejoindre la première en *b'* (pied fortement relevé).

2e Temps. — Dissection du lambeau externe et plantaire.

3e Temps. — Section des parties dorsales, tendons extenseurs, — péronier et jambier antérieur, — pédieux, — vaisseaux et nerfs. — du ligament latéral externe calcanéo-péronéen et des péroniers latéraux.

4e Temps. — Dégagement du lambeau dorsal, sans dépasser la tête astragalienne en avant, ni l'interligne calcanéo-astragalien en arrière.

5e Temps. — Section des ligaments astragalo-scaphoïdien et astragalo-calcanéen externe.

6e Temps. — Division du ligament interosseux (tordre le pied).

7e Temps. — Dissection du lambeau en rasant l'os dans la gouttière. — Ne prendre aucun lambeau périostal.

(Ce conseil de Chauvel et Perrin, basé sur les inconvénients possibles de la reproduction d'une portion osseuse, par suite de la conservation de la couche ostéogénique du périoste, est en contradiction avec les conclusions de Leroux (thèse 1892), qui préfère la méthode sous-périostée à la parostée. — Cette dernière opinion nous paraît à tous égards justifiée.)

8e Temps. — Désinsertion du tendon d'Achille.

Nota. — La courbe *b c d* appartient à Chauvel. — Dans le procédé de Perrin elle est moins accentuée.

Excellent procédé. — Nécessite malheureusement d'avoir à sa disposition une grande quantité de tissus, et en outre demande beaucoup d'habileté pour la dissection du lambeau.

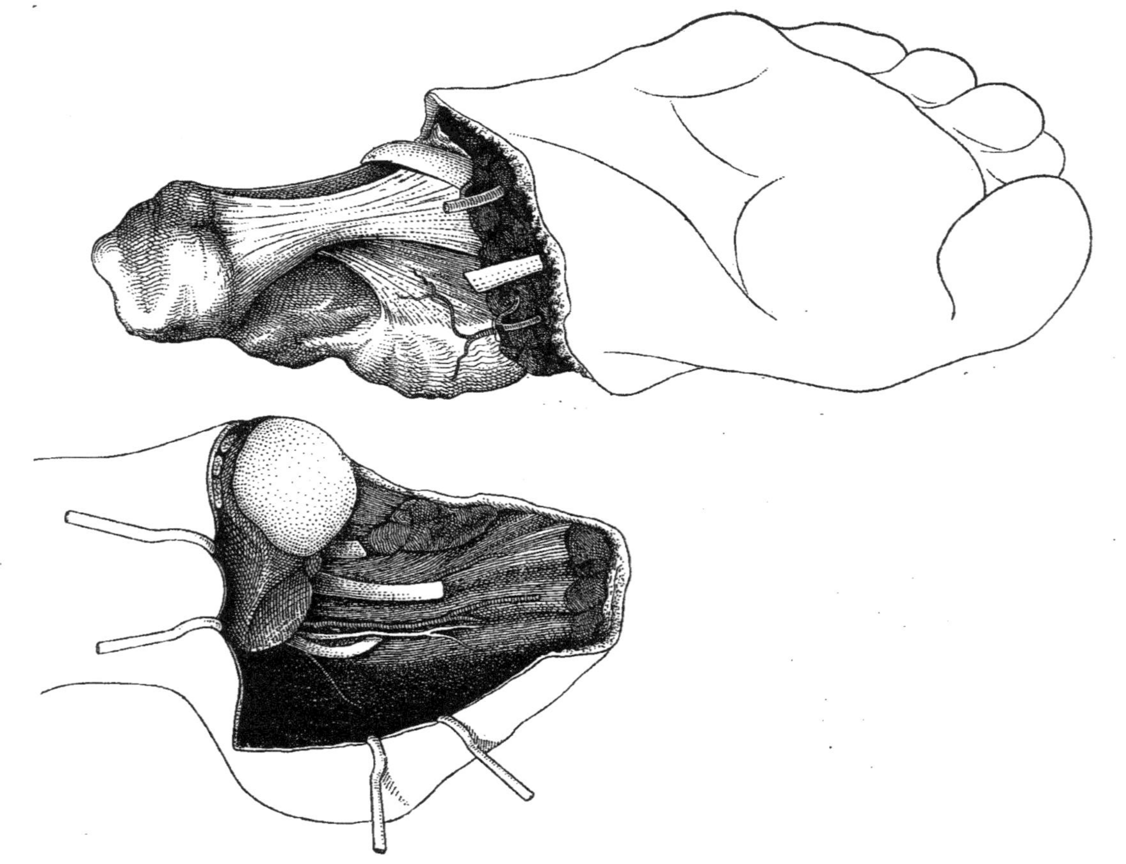

Fig. 56. — Désarticulation sous-astragalienne. — Lambeau obtenu par le procédé de Chauvel.

LAMBEAU DORSAL PLANTAIRE INTERNE (CRAS, LABOUESSE). — FIG. 57

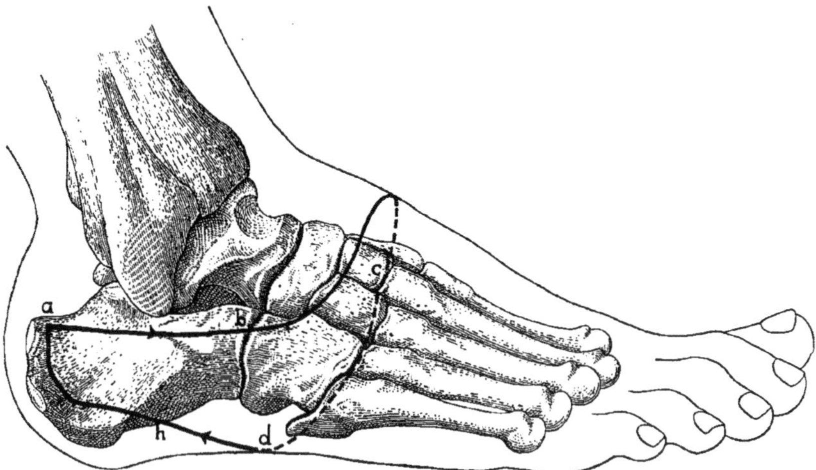

Fig. 57. — *a*. Le point le plus reculé et le plus élevé du calcanéum. — *c*. Face interne du 1er cunéiforme un peu au-dessus du repère de Lisfranc. — *d*. Un travers de doigt en arrière de l'apophyse du 5e métatarsien.

1er Temps.
1° Incision *abc*. — *ab* courbe ayant pour centre le sommet de la malléole externe. — *bc* courbe à convexité antérieure.
2° Incision *cd* plantaire légèrement convexe en avant.
3° Incision *dha* rejoint *d* à *a* d'abord directement *dh*, puis en décrivant une courbe plus petite que la courbe calcanéenne *ha*.

2e, 3e, 4e Temps. — Identiques aux temps analogues du procédé de Farabeuf.

Avantages. — La forme des incisions permet l'adaptation des deux lèvres du moignon. — Cicatrice termino-latérale externe.

Inconvénients. — La portion des téguments sacrifiés peut manquer pour la couverture de la saillie astragalienne.

Le procédé de Cras est destiné à utiliser une incision dite *exploratrice* qui siège sur la face externe du pied et a pour but de fournir les queues d'une série de raquettes permettant de faire une désarticulation ou amputation du pied en un point quelconque déterminé par l'étendue de l'affection pour laquelle on intervient, au moyen d'un procédé unique.

INCISION EXPLORATRICE CLINIQUE DE CRAS (LABOUESSE). — FIG. 58.

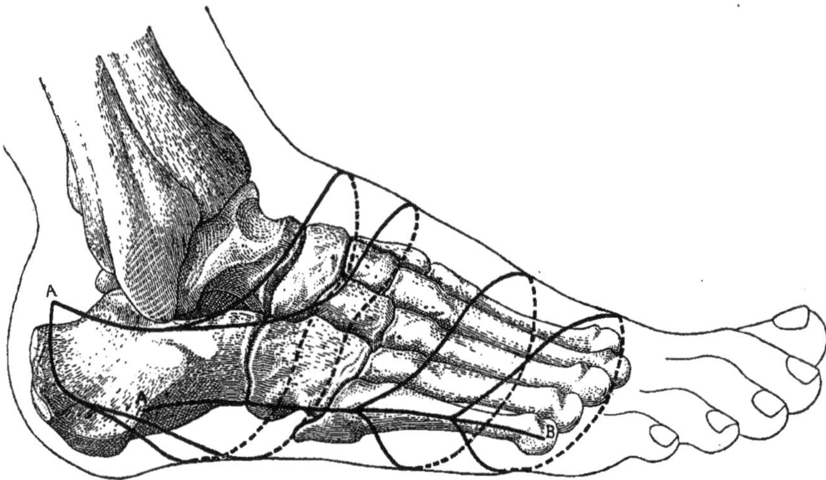

Avec cette incision et une bonne rugine, on peut et on doit mener à bien
toutes les amputations du pied, quel que soit le point où porte l'exérèse.

PROCÉDÉ DE VERNEUIL. — FIG. 59.

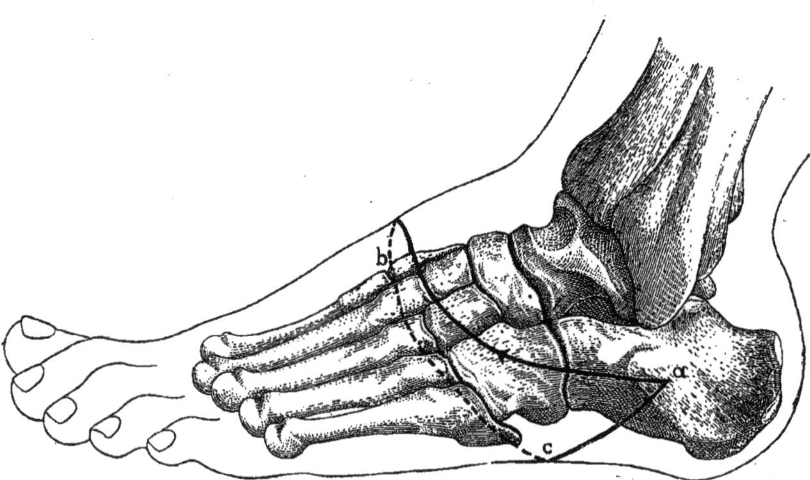

Fig. 59. — *a.* Tubercule externe du calcanéum. — *b.* Bord interne, niveau du milieu du 1er cunéiforme.
— *c.* 1 cent. en arrière de la tubérosité du 5e métatarsien ou directement sur la tubérosité.

1ᵉʳ Temps. 1° Incision *ab* en guêtre dorsale ; 2° devient plantaire *bc*, puis, 3° réunit le point *c* au point *a* par le plus court chemin.

2ᵉ, 3ᵉ, 4ᵉ Temps. — Comme dans le procédé précédent.

Avantages. — Dissection plus facile. — Lambeau suffisant si la tête de l'astragale ne fait pas une saillie trop forte. — Cicatrice latérale externe.

Inconvénients. — Sacrifie des tissus utiles.

PROCÉDÉ ATTRIBUÉ A NÉLATON.
**APPLICATION DU PROCÉDÉ DE DÉSARTICULATION TIBIO-TARSIENNE
DE J. ROUX. — FIG. 60.**

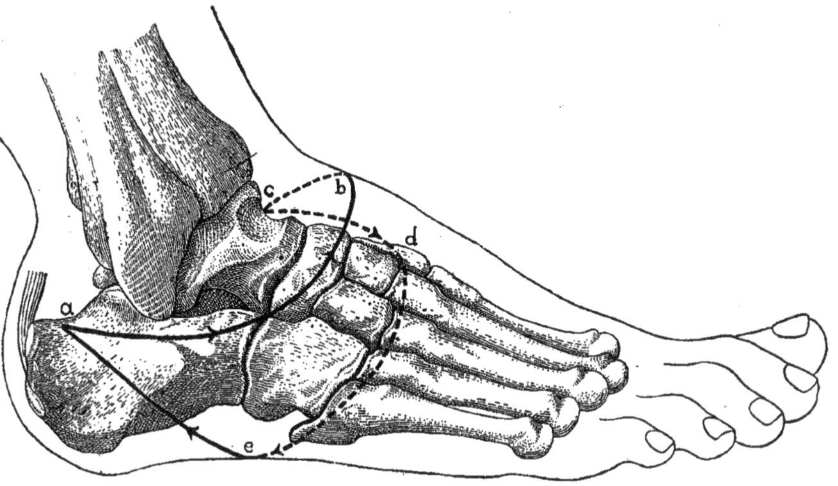

Fig. 60. — *a.* Milieu de l'espace entre la malléole externe et le tendon d'Achille. — *b.* Sommet de l'incision au niveau de l'articulation de Chopart. — *c.* 1 cent. en avant de la malléole interne. — *d.* Face inférieure du 1ᵉʳ cunéiforme. — *e.* Tubercule du 5ᵉ métatarsien.

1ᵉʳ Temps. 1° Incision curviligne dorsale *abc* à convexité antérieure ; *b* devient interne par *cd*, puis plantaire *de*, elle retourne ensuite au point *a* par le plus court chemin.

2ᵉ Temps. — Dissection du lambeau. — Raser l'os sur la face plantaire et la gouttière interne.

Lambeau nourri par la calcanéenne externe ; — la tibiale postérieure ; — les rameaux malléolaires ; — les plantaires externe et interne.

Avantages. — Facilite la dénudation du calcanéum, évite le pli cutané que l'on trouve à la portion verticale de la section cutanée dans les autres procédés au moyen de la taille des deux lambeaux.

Inconvénients. — Sacrifie des parties molles d'une utilité incontestable.

Nota. — Le procédé que décrit Fano n'est autre que celui de Nélaton.

PROCÉDÉ DE MALGAIGNE. — FIG. 61

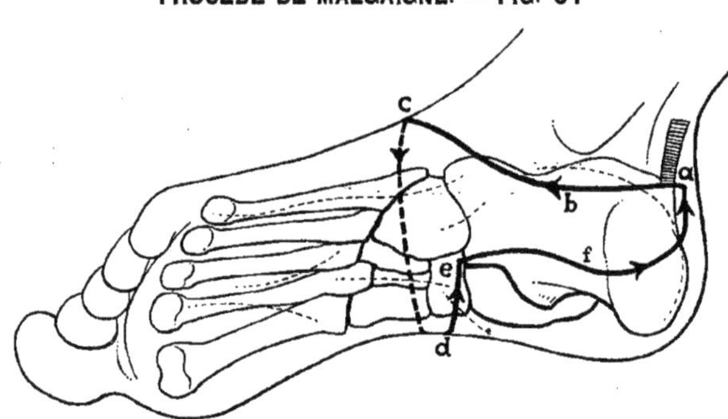

Fig. 61. — *a*. Immédiatement en arrière du point d'insertion du tendon d'Achille. — *b*. 1 ou 2 cent. au-dessous de la malléole péronnière. — *c*. 3 cent. en avant de l'articulation médio-tarsienne. — *d*. Courbe au niveau du bord interne, 1 cent. en arrière de l'articulation scapho-cunéenne. — *e*. Milieu de la plante.

1ᵉʳ Temps.
1° Incision *ab*, d'abord horizontale (section initiale du tendon d'Achille), puis *bcd* curviligne à convexité antérieure en *c*.

2° Elle contourne le bord interne, sectionne transversalement la face plantaire *de*.

3° Section longitudinale de la face plantaire *ef* jusqu'au point initial *a*, en décrivant au début en *e* un angle droit.

2ᵉ Temps. — Dissection du lambeau plantaire et dorsal.

3ᵉ Temps. — Ouverture de l'articulation scaphoïdo-astragalienne, sans toucher à l'articulation calcanéo-cuboïdienne. — Division du ligament calcanéo-astragalien externe. — Luxation du pied en dedans. — Section du ligament interosseux.

4ᵉ Temps. — Section des ligaments et tendons internes. — Dissection du canal calcanéen.

La pédieuse est dans la lèvre antérieure de la plaie ; les artères plantaires interne et externe se trouvent dans le lambeau interne. — Isoler et lier.

Inconvénients. — Lambeau insuffisant ; appuie sur la peau du bord interne du pied ; pression douloureuse sur les nerfs plantaires interne et externe.

LAMBEAU TALONNIER ET DORSAL (GURLT, TEXTOR, LANGENBECK). — FIG. 62

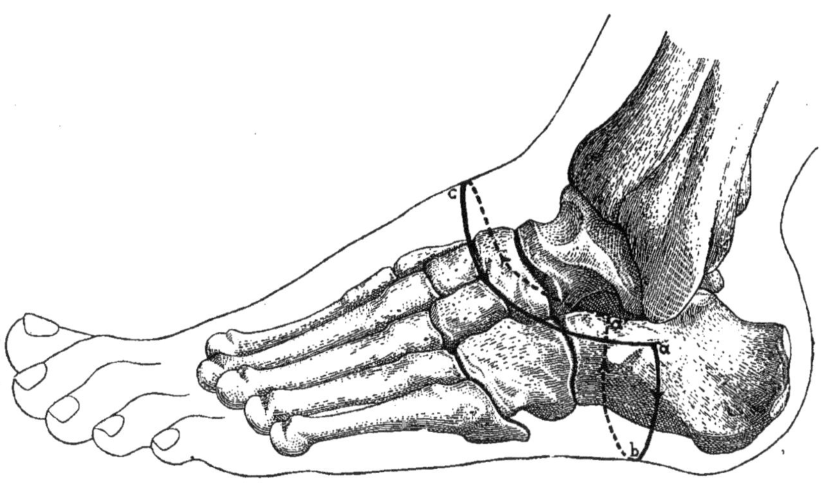

Fig. 62. — *a*. Début de l'incision, 1 cent. au-dessous de la malléole externe. — *b*. Sommet de l'incision, au point correspondant de la plante. — *c*. Extrémité du lambeau dorsal au niveau de l'articulation cunéo-scaphoïdienne (au niveau du scaphoïde selon Löbker). — *a′*. A hauteur de la petite apophyse du calcanéum.

1er Temps. { 1° Incision *aba′* en sous-pied d'une malléole à l'autre.
2° Incision *aca′*. — Courbe à convexité antérieure. — Guêtre antérieure.

2e Temps. — Dissection du lambeau dorsal.

3e Temps. — Dissection du lambeau plantaire.

4e Temps. — Ouverture de l'articulation astragalo-scaphoïdienne. — La calcanéo-cuboïdienne restant indemne, — pénétrer dans le creux astragalo-calcanéen, — diviser le ligament interosseux (pied fléchi en dedans). — sectionner le tendon d'Achille, — énucléer le calcanéum d'arrière en avant.

Ce procédé, comme celui de Syme appliqué en Angleterre, place la cicatrice au point du moignon qui fatigue le plus, sous la tête de l'astragale. — Coiffe trop courte, d'où nécessité de scier la tête astragalienne (Hancock). — D'après Langenbeck, cette modification a l'avantage d'utiliser la peau résistante du talon.

AMPUTATION MIXTE CALCANÉO-SOUS-ASTRAGALIENNE (TRIPIER). — FIG. 63.

Tripier (*Soc. de biologie*, 1887). — Duchamp (Thèse de Lyon, 1879).

Diffère de la sous-astragalienne proprement dite par la conservation d'un plateau osseux calcanéen ; — mais après résorption n'est-elle pas identique ? (Chauvel). Destinée à éviter l'équin-varus de Chopart, elle est fondée sur ce que, en sciant le calcanéum suivant un plan horizontal S, S′ tangent à la petite apophyse, on a une large surface de sustentation qui ne peut basculer, étant perpendiculaire à l'axe du membre.

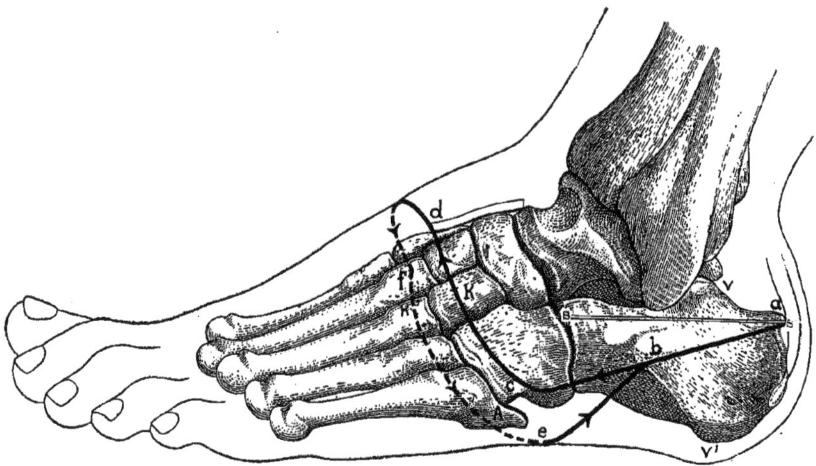

Fig. 63. — *a*. Bord externe du tendon d'Achille, 1/2 cent. au-dessus de son insertion. — *b*. Deux travers de doigt sous la malléole externe. — *c*. Un travers de doigt au-dessus de la tubérosité du 5ᵉ métatarsien. — *d*. Côté interne de l'extenseur propre du gros orteil, deux travers de doigt en avant de l'articulation de Chopart. — *e*. Terminaison externe de l'incision plantaire, un travers de doigt en arrière du tubercule du 5ᵉ métatarsien. — *K. K′*. Points symétriques des incisions dorsale et plantaire. *K′* un travers de doigt en avant de *K*.

1ᵉʳ Temps.
- 1° Incision *abckd*. Courbe en avant, plus rectiligne en arrière, s'arrondit en *df* sur le bord interne du pied.
- 2° Incision plantaire (à fond) *fe*, arrondie en *e*.
- 3° Rejoint le point *b* par *eb* directement.

2ᵉ Temps. — Section des tendons sous-cutanés. — Dissection du lambeau plantaire et latéral.

3ᵉ Temps. — Détacher le périoste calcanéen.

4ᵉ Temps. — Désarticulation de l'articulation médio-tarsienne et section du calcanéum S, S′ au-dessous de la petite apophyse. — Arrondir l'angle antérieur.

Avantages. - Bonne longueur du moignon. — Meilleures conditions sta
tiques. — Nécessite moins de téguments plantaires.

Modification de Chaput (1888). — Désinsère d'abord le tendon d'Achille.
— Enlève par section verticale *v v'* la portion rétro-astragalienne du calcanéum. — 2ᵉ section horizontale comme Tripier.

Procédé d'Aufrecht (Labouesse). — Incision partant du point de ren
contre de la verticale dirigée suivant la malléole externe, et de l'horizontale passant premièrement au-dessus du bord plantaire. — De ce point,
l'incision va jusqu'à la tubérosité du 5ᵉ métatarsien. — Traverse ensuite
les faces dorsale, puis plantaire, en s'arrondissant à 6 centimètres au-devant
de l'articulation médio-tarsienne.

La fin comme dans l'opération de Tripier.

La raquette de Duchamp est analogue à celle de Tripier ; elle a donné de
bons résultat à Hayes, 1881, — Kelloch-Barton (Dublin 1882).

Conclusions. — La sous-astragalienne n'expose pas comme l'opération
de Chopart au renversement du moignon. — Elle est plus éloignée du
tronc que la sus-malléolaire et l'intra-malléolaire, d'où sa gravité moindre.
— Elle donne une large base de sustentation et diminue très peu la longueur du membre. Par suite de la conformation des surfaces articulaires,
tendance du tibia à se luxer en arrière, — tiraillement des ligaments,
douleur, arthrite, pression sur la tête de l'astragale et non sur sa face inférieure. (Legouest), Labouesse. Leroux cite dans sa thèse des observations
concluantes de Jaboulay, Fontan, Gross, Peyrot, Dubourg de Bordeaux,
Démosthène de Bucharest (*Rev. de ch.*, 1889), Perrin, Blum, Aufrecht,
Vautrain. Sourier (thèse de Nancy) en relate d'autres plus anciennes de
Langenbeck, 1872 ; Dauvé, 1866 ; Desprez, 1872. — Salleron, Weber, Neudorfer, Vacquez, Gross, Perrin, Blum et la plupart des chirurgiens lui sont
favorables.

Les objections de Legouest, bien que parfois fondées, sont plutôt des
exceptions, aussi convient-il de se ranger du côté des chirurgiens qui conseillent la sous-astragalienne de préférence à la médio-tarsienne. Au reste,
on se met à l'abri de tout accident par la décapitation de l'astragale (Hancock) ou par l'emploi du procédé de Tripier.

CHAPITRE VII

AMPUTATION TIBIO-TARSIENNE

Indiquée par Hippocrate, Galien, Fabrice de Hilden, Scultet, date en France de Sedillier, maître en chirurgie à Rouen (c'est à lui que remonte la 1re observation authentique sur un enfant de 12 ans (succès d'après Brasdor). La 2e est celle du dragon de Vacca-Berlinghieri. — Puis série des insuccès de Textor, 1817, Rossi. — Abandonnée ensuite en France, elle est réhabilitée par Baudens (1re opération en 1839, 2e en 1840 par le procédé à lambeau dorsal). — Résultat heureux mais peau tendre, marche difficile.

La première idée du lambeau talonnier est due à Malgaigne (1834), mais sa description est si obscure qu'elle permet à Hancock de la revendiquer pour Syme (1842). — Chelius fils la vulgarise en Allemagne.

Puis Velpeau (2 lambeaux latéraux), Sabatier (circulaire).

1846, Jules Roux décrit son excellent procédé (lambeau plantaire interne).

1847, Morel réclame en vain à l'Académie de Médecine et à la Société de Chirurgie la priorité du procédé de J. Roux.

1847, Soupart décrit ses quatre procédés.

Blandin, Jobert, Chelius, Textor, Heyfelder, Metz, Pitha de Pragues, Pauli, Würtzer, Rognetta, la vulgarisent.— Sédillot et Mackensic décrivent un procédé à lambeau quadrilatère. — Baudens en exécute un à lambeau externe. — Verneuil montre les douleurs à la suite des compressions nerveuses et propose la résection du nerf tibial postérieur.

Legouest et Guérin préconisent la section malléolaire et tibiale introduite par Klüge et Günther, rejetée par Baudens et J. Roux, qui préfèrent la simple section des deux malléoles. — Drouet de Rochefort et Cras de Brest élargissent le champ d'opération. — Chauvel propose de modifier l'opération de J. Roux en lui adaptant le grand lambeau dorsal de Verneuil pour la sous-astragalienne. — Modifications de Johnson de Montrose, — d'A. Guérin, de Delorme. — Travaux de Vacquez (thèse de Paris, 1859), Queste (thèse de Paris, 1878), Gross (agrég., Strasbourg).

Depuis 1865, Ollier conserve le périoste calcanéen dans les lambeaux de la désarticulation tibio-tarsienne (Thèse de Masson de Mirecourt, 1868 ; Ollier, Traité des résections, t. III, 1891, pages 694 et suivantes). On obtient parfois ainsi la reconstitution de la moitié postérieure du calcanéum, l'os nouveau peut avoir une certaine mobilité très avantageuse au blessé, surtout

Tableau des procédés employés pour la désarticulation tibio-tarsienne.

2 Classes . . . . . { *Centrales.* — Cicatrice au centre. / *Excentriques.* — Cicatrice à la circonférence. } Gross (Th. Strasbourg).

Cicatrice		Procédés		
Cicatrice centrale.	Circulaire . .	Brasdor. . . . . . . / Sabatier. / Gunther.	Avec conservation des malléoles même chez l'adulte.	Mauvaise opération.
	Lambeaux multiples.	Velpeau, 1er procédé.	4 lambeaux, cicatrice cruciforme.	Mauvaise opération.
		Rossi. / Blandin. / Velpeau, 2e procédé.	Avec conservation des malléoles, 2 lambeaux latéraux, cicatrice linéaire traversant perpendiculairement l'extrémité du moignon.	Mauvaise opération.
Cicatrice excentrique.	Lambeau dorsal.	1er procédé, Soupart. / 1er procédé, Baudens. / Klüge.	Avec résection des malléoles.	Mauvais procédé. — La peau de la région dorsale est trop délicate pour fournir un bon point d'appui. Dans les cas qui la nécessiteraient, l'amputation susmalléolaire serait préférable.
	Lambeau latéral.	Interne (Sédillot. / et / Plantaire (Mackensie.	Amélioré par Farabeuf.	Bon procédé de nécessité, ne donne pour couverture que la peau de la moitié inférieure de la plante, place sous la surface tibiale les téguments de la gouttière calcanéenne interne, et fait subir à sa base un violent coude pour ramener le sommet en dehors.
		Externe et plantaire.	2e procédé de Soupart. .	Lambeau mal nourri, exposé au sphacèle, a en outre tous les inconvénients du précédent.
		Interne et dorsale. .	Jobert. / Leroy.	Présente des désavantages communs au procédé de Soupart et de Sédillot.
	Lambeau talonnier.	Syme, 1842.	Conservation des malléoles chez l'enfant, résection chez l'adulte. / Verneuil adopte cette manière de voir.	*Avantages.* — Lambeau bien nourri, appuie sur la surface cornée du talon. — Cicatrice en avant et en haut. *Inconvénients.* — Exécution difficile. — Godet profond qu'on ne peut éviter par l'incision de Guthrie parce qu'on marcherait sur une cicatrice. — Dans la décortication, possibilité de blesser les vaisseaux et d'entamer la peau de la partie externe du talon. *Ces inconvénients n'existent pas dans la méthode sous-périostée.*
		Ollier. / Chélius, 1848. / Jæger d'Erlangen.		*Procédé de choix.* — *Avec conservation du périoste.*
	Mixte . . .	Latéral. / Interne et plantaire.	Raquette de { J. Roux / et / Morel de Montdidier.	*Avantages.* — Plus facile, lambeau bien nourri, conserve la tibiale postérieure, sa texture lui permet de supporter le poids du corps. — Cicatrice linéaire enfoncée, à l'abri des pressions. *Inconvénients.* — Difficulté de dissection du lambeau calcanéen. — Godet talonnien.

après la suture des tendons jambier antérieur et extenseur commun au périoste et aux muscles de la région plantaire.

Moignon. — Doit pouvoir supporter le poids du corps, — avoir sa base peu sensible aux pressions, — présenter la cicatrice en dehors du point d'appui, et les extrémités nerveuses à l'abri de toute compression.

LAMBEAU INTERNE AMÉLIORÉ (FARABEUF). — PIED GAUCHE. — FIG. 64.

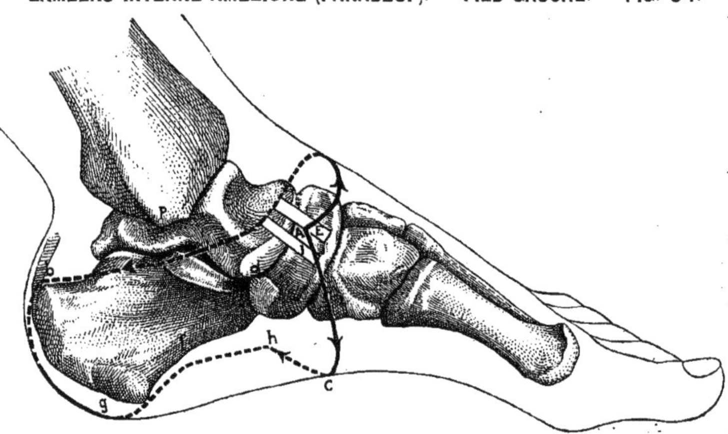

FIG. 64. — *a.* Début de l'incision dorsale externe en dedans du tendon extenseur propre *E.* entre lui et le jambier *I.* devant l'articulation astragalo-scaphoïdienne. — *p.* Pointe de la malléole interne. — *b.* Bord externe du tendon d'Achille près de son insertion. — *c.* Bord interne du pied sous l'articulation scapho-cunéenne. — *d.* Niveau de l'articulation de Chopart; au bord externe du pied à 4 ou 5 cent. de *a.* — *e. H.* est égale au 1/3 de la largeur de la plante du pied *G.* partie moyenne du talon.

1ᵉʳ Temps.
1° Incision *ad* (à fond) transversale sur le dos du pied, rétrograde de *d* en *b*, rasant *p*.
(Relever l'avant-pied en dehors de la main gauche.)
2° Reprendre l'incision primitive en *a*, décrire *ac* sur le côté interne du pied, légèrement convexe en avant. — Puis *ch* transversalement plantaire. — Arrondir, et décrire *hfg*, convexe en dehors et tangente à la ligne médiane plantaire. — Remonter derrière le talon par *gb*. Repasser dans l'incision et couper les parties molles, y compris les tendons.

2ᵉ Temps. — (L'aide fléchit la jambe sur la cuisse, fixe la région sus-malléolaire et rétracte.)
Repasser dans l'incision, mobiliser la lèvre supérieure des téguments en

avant et sur le côté pour rendre la malléole péronière visible. — Insinuer la
lame à plein tranchant entre la malléole et la face externe de l'astragale. —
Section des trois ligaments péroniers. — L'articulation s'ouvre : section des ligaments tibiaux antérieurs et postérieurs, dégager, sans le blesser, le tendon long
fléchisseur de sa coulisse. —
Désinsérer le tendon d'Achille.

Luxer davantage ; attaquer
la gauche de l'incision : le
tendon jambier postérieur, le
ligament lateral interne. —
Raser de gauche à droite la
petite apophyse, la face inférieure du tubercule scapho-
dien, de l'excavation, de la
tubérosité interne et de l'extrémité postérieure du calcanéum. — Contourner sous la
petite apophyse la gouttière
calcanéenne. — Le calcanéum
est dépouillé.

3ᵉ Temps. — Ligatures. —
Excision des tendons, de
2 centimètres du nerf. —
Redresser la jambe, dé-
pouiller les malléoles, les
faces antérieure et postérieure du tibia, un peu plus
en haut et en arrière qu'en
avant, à cause de l'inclinaison de la mortaise. —
Saisir la malléole tibiale,
la détacher d'un trait de scie
avec une très mince couche
de cartilage.

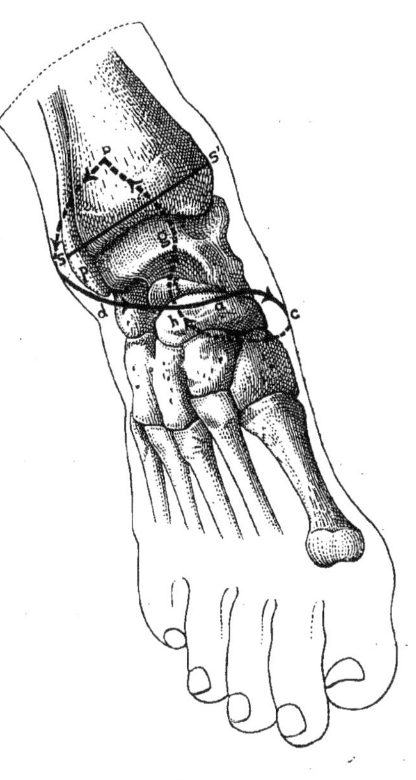

Fig. 63.

PIED DROIT. — FIG. 65.

Porter l'avant-pied à droite de la main gauche.

1ᵉʳ Temps. — Incision *bpd*, d'abord très légèrement ascendante, et parallèle au bord externe du pied, — puis recourbée et dorsale *da*, — devient
interne en *ac*, convexe en avant, — traverse la plante *ch*, — puis devient
tangente à la ligne médiane plantaire par sa convexité *hfg* jusqu'à la par-

tie interne ou moyenne du talon g. — Rejoint b en arrière et en dehors. Repasser et sectionner les tendons.

2ᵉ Temps. — Attaquer par la face externe, — ouvrir l'articulation, — détacher le tendon d'Achille et la graisse, couper le ligament interne et le tendon jambier antérieur, repasser le couteau en évitant le canal calcanéen.

On peut aussi disséquer le lambeau jusqu'aux malléoles et désarticuler ensuite.

Terminer comme précédemment.

Si au lieu de désarticuler on scie l'articulation non ouverte, l'opération s'appelle *amputation intra-malléolaire*.

Résultat. — Cicatrice dorsale externe. — Procédé de nécessité. Le lambeau est juste suffisant et doit être fortement coudé pour ramener son sommet en dehors ; il donne comme base de sustentation la peau mince et sensible de la face interne du pied.

Cependant ce procédé a pour lui sa facilité d'exécution, la vascularisation du lambeau et la facilité plus grande pour décortiquer le calcanéum que ceux de J. Roux et de Syme.

Le lambeau primitif de Soupart, Sédillot, A. Guérin, détruisait toutes les adhérences du tendon d'Achille au coussinet du moignon. — L'incision partant du bord interne du tendon d'Achille passait sous la malléole péronière et, décrivant une demi-circonférence antérieure, arrivait à trois travers de doigt en avant de la malléole interne. Des deux extrémités partaient deux incisions verticales, dont on rejoignait les terminaisons sous la plante. La désarticulation se faisait par le côté externe.

Lambeau insuffisant

**MÉTHODE OVALAIRE MODIFIÉE (RAQUETTE). J. ROUX. — FIG. 66.
LAMBEAU PLANTAIRE INTERNE (VERNEUIL).**

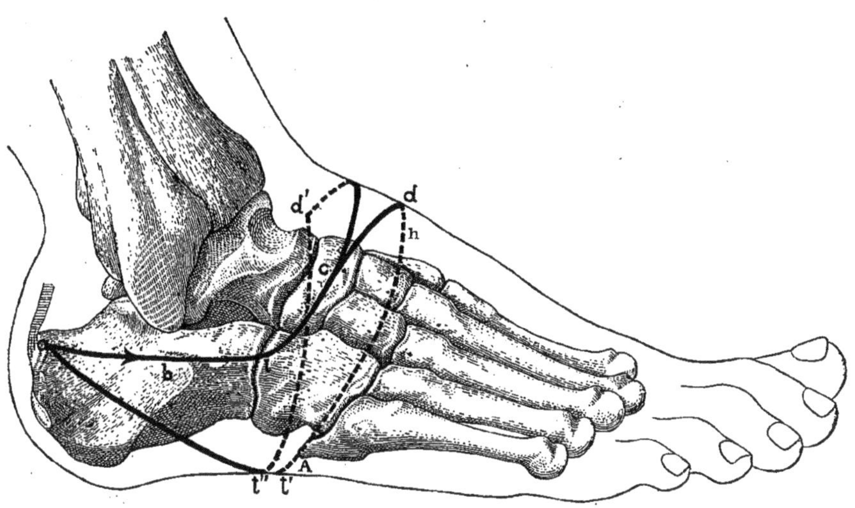

Fig. 66. — *a*. Bord externe du tendon d'Achille à l'extrémité postérieure et supérieure de la face externe du calcanéum. — *b*. 1 cent. sous la malléole externe. — *c*. Sommet de la courbe en avant de l'articulation astragalo-scaphoïdienne. — *d*. Bord interne du pied sur la face dorsale du 1ᵉʳ cunéiforme. — *I*. Niveau de l'articulation calcanéo-cuboïdienne. — *A*. Tubercule du 5ᵉ, *t'* point de l'incision cutanée correspondant.

Fig. 66. — *a. b. c. I.* Comme dans le précédent — *d'*. Quelques millimètres au-devant de la malléole interne. — *t''*. Au niveau de l'articulation calcanéo-cuboïdienne, bord externe du pied.

Pied saisi au niveau des métatarsiens (pouce dessus) en extension et abduction. L'aide met le membre en rotation en dedans.

1ᵉʳ Temps.
(Jules Roux modifié.)

1° Incision longitudinale *ab* décrivant ensuite une courbe à convexité antéro-externe *bcd*; — faire pendant ce temps passer le pied de la rotation en dedans à la rotation en dehors.

2° Diviser le bord interne *dh* verticalement.

3° Traverser la face plantaire obliquement à petits coups et à fond jusqu'en *t'*.

4° Rejoindre l'incision primitive par *t'a*.

Repasser dans l'incision dorsale, couper les parties molles en dehors, tendon du péronier latéral, ligament latéral externe; — en avant le tendon extenseur, les péroniers et jambier antérieur, les vaisseaux et nerfs.

1er Temps.
(Jules Roux
procédé
primitif.)

{ Incision précédente jusqu'en *c.* s'arrondit sur la face interne en décrivant une courbe *c. d'* à convexité antéro-interne, — descend transversalement au-dessous du pied jusqu'en *t''*, et rejoint le point initial par *t'' a.* suivant la face externe du calcanéum.

Dégager comme précédemment.

Disséquer

{ 1° La lèvre inférieure de la raquette, — face externe du calcanéum jusqu'au tendon d'Achille, — face plantaire sur 3 centimètres au moins ; — raser l'os avec soin.
2° La lèvre supérieure jusqu'à la petite apophyse et la malléole péronière.

2e Temps. — Désarticuler selon les règles précédemment établies.

3e Temps. — Section du tendon d'Achille ; — dissection du lambeau de haut en bas ; — raser l'os d'avant en arrière avec la pointe du couteau, ménager les tendons et le paquet vasculo-nerveux dans la gouttière calcanéenne interne.

4e Temps. — Résection des malléoles, — de la surface articulaire du tibia (Baudens, Syme, Sédillot) au-dessus du plateau (A. Guérin, Legouest).

Lier la pédieuse et les plantaires, réséquer les tendons. — Névrectomie du tibial postérieur.

Drouet de Rochefort la modifie en partant du point le plus reculé de la face externe du calcanéum ; il diminue ainsi le pédicule du lambeau.

Cras, Maurel. — Modifications sans importance.

L'opération de Jules Roux donne de bons résultats. La forme et l'étendue de l'incision la rendent facile, prompte et sûre ; elle est préférée en France aux autres procédés quand on opère au bistouri.

Si l'on adopte au contraire la méthode d'Ollier, il vaut mieux choisir le lambeau de Syme, mieux nourri et présentant une stabilité plus grande.

LAMBEAU TALONNIER (SYME). — FIG. 67.

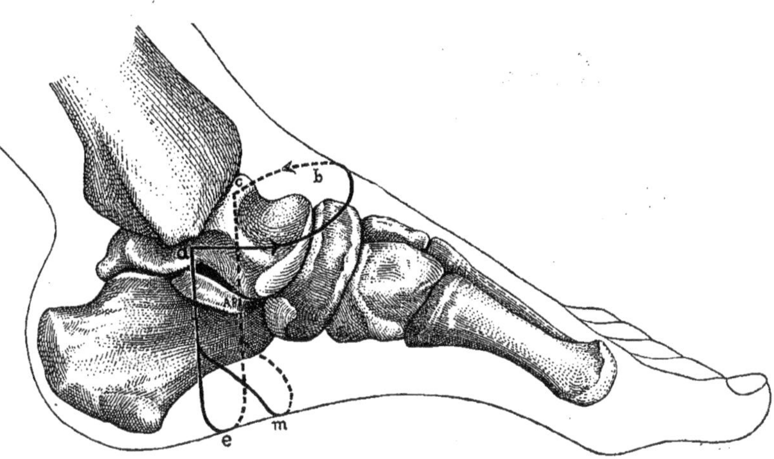

FIG. 67. — *a.* Un doigt au-dessous [de la malléole interne (Farabeuf). 1/2 cent. en avant de la pointe. — *b.* Tête de l'astragale. — *c.* Un doigt au-dessous de la malléole externe et dans son axe. — *e.* Face plantaire. — *a. p.* Petite apophyse du calcanéum. — (*a. c.* sont placés par Pauli et Linhart au centre des deux malléoles.)

Jambe légèrement fléchie ; l'aide rétracte la peau dorsale, l'opérateur se place à l'extrémité du membre ; — reconnaître les malléoles et l'interligne ; la main gauche est placée au niveau du métatarse ; le pouce et l'index sur le milieu de chaque malléole.

1er Temps. *Pied gauche.* — 1° Incision courbe à convexité antérieure *abc* (relever le pied et l'incliner en dehors).
2° Incision verticale en sous-pied *aec* à fond et à petits coups.

Repasser dans l'incision ; — sectionner les parties molles dorsales.

2e Temps. — Disséquer le lambeau dorsal, le relever en rasant l'os jusqu'au bord de la surface articulaire du tibia.

3e Temps. — Disséquer le lambeau inférieur : en dedans jusqu'à la petite apophyse ; en dessous de 3 centimètres en arrière ; en dehors très en arrière ; — protéger soigneusement les chairs en préparant la voie au couteau avec le pouce fortement engagé (rotation en dehors, puis flexion forcée).

4e Temps. — Diviser les fibres ligamenteuses antérieures ; glisser la

Dr Roux.   13

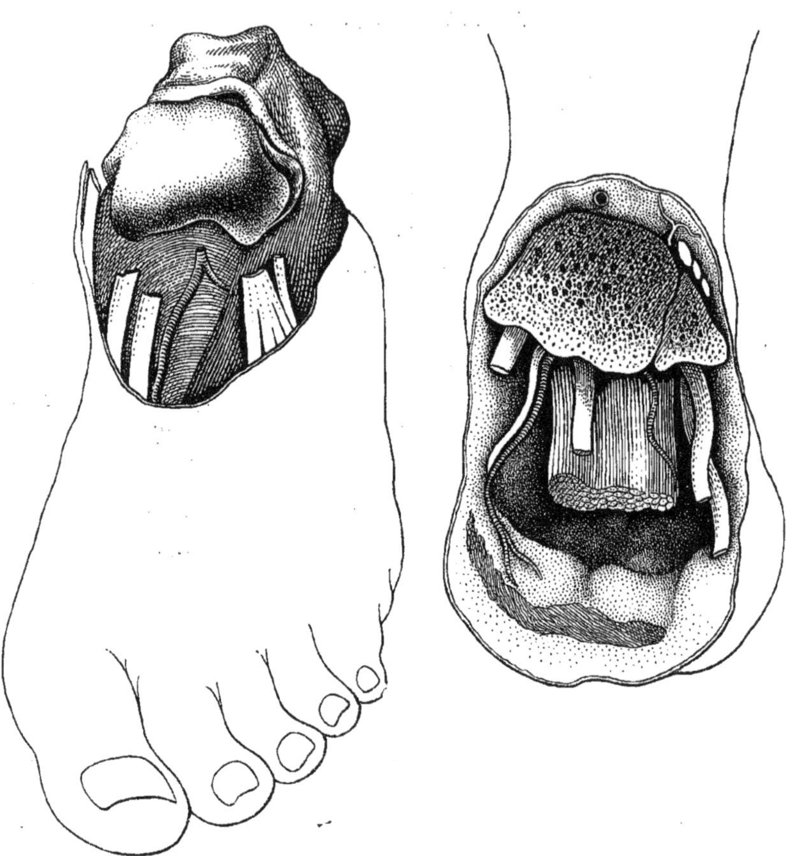

FIG. 68. — Désarticulation tibio-tarsienne (procédé de Syme)[1].

1. Dans la méthode d'Ollier, l'aspect est tout différent : un périoste épais forme une véritable coque recouvrant les parties molles et masquant complètement les détails anatomiques que nous avons tenu à montrer pour mieux faire ressortir les écueils à éviter.

pointe entre la face externe de l'astragale et la face correspondante de la malléole ; — trancher les ligaments externes. — Terminer la désarticulation comme précédemment.

5ᵉ Temps. — Section du tendon d'Achille : — dissection du lambeau talonnier. — Pour éviter la perforation du lambeau et la lésion des vaisseaux, diriger toujours le tranchant vers le calcanéum. — Au reste, ici comme dans les procédés précédents, c'est la rugine qu'il faut employer.

Dans la méthode sous-périostée, après avoir décollé le périoste calcanéen sur les côtés et au-dessous, on fait basculer le calcanéum, — sectionner le tendon d'Achille au ras de son implantation, et, abaissant toujours davantage l'os fortement fixé par un davier érigne, on achève la décortication.

6ᵉ Temps. — Résection des malléoles et du tibia comme précédemment.

Hémostase. — 1° Tibiale antérieure entre l'extenseur commun des orteils et celui du long extenseur du gros orteil. 2° Tibiale postérieure.

Cicatrice antérieure. — Bon procédé, mais pénible à exécuter. Pour éviter la stagnation du pus, Syme, Fergusson font une contre-ouverture ; Guthrie fend le lambeau. — A abandonner.

Autres procédés. — Circulaire (Brasdor, Sabatier, Velpeau, Gunther) · mauvais résultat.

2 lambeaux latéraux (Rossi, Blandin). } Mauvais résultat.
Lambeau antéro-interne (Jobert, Leroy). }

Lambeau externe (Baudens, Soupart). } Pourrait servir comme procédé de nécessité.

Lambeau antérieur (Klüge, Baudens). De la face postérieure du calcanéum l'incision va au voisinage des articulations métatarso-phalangiennes en passant le long de la ligne d'union de la face dorsale et de la face plantaire. — La partie externe de cette ellipse est taillée en guêtre et disséquée jusqu'à l'articulation tibio-tarsienne. — On scie. — Le couteau divise ensuite d'avant en arrière les parties molles en conservant au tendon d'Achille le plus de longueur possible.

Conclusions. — De toutes les amputations du pied, la tibio-tarsienne est celle qui reconnaît le plus d'indications ; elle est aussi la plus facile à pratiquer et permet à l'opéré une marche très facile avec des appareils prothétiques d'une extrême simplicité. Panas, Després, Tillaux, Hancock, Chauvel (mémoire couronné) concluent tous en sa faveur.

Cependant elle présente encore certains inconvénients, tels que ceux dus à la rétraction du tendon d'Achille, et, pour y obvier, on a imaginé les opérations ostéoplastiques.

Voici comment M. Ollier évite ces écueils :

« Nous fixons, dit-il, le godet talonnier en avant par des points de suture « à la lèvre surale de la plaie. Les points de suture réunissent non seule- « ment la peau, mais les tendons. Ils doivent passer à travers les tendons « du jambier antérieur et de l'extenseur commun des orteils pour les unir « aux muscles de la région plantaire, et constituer une *anse contractile* qui « empêche la réascension du talon en arrière. La suture tendineuse en « avant, la section du tendon d'Achille en arrière s'opposent à tout dépla- « cement » (Ollier, Traité Résect., t. III, p. 695). A l'appui de ces affirmations, M. Ollier donne une série de figures représentant les résultats remarquables qu'il a obtenus par l'emploi de sa méthode (*Loc. cit.*, fig. 460 et suivantes).

CHAPITRE VIII

AMPUTATIONS OSTÉO-PLASTIQUES

Pirogoff, mécontent des résultats obtenus par Syme, imagina en 1850 l'opération qui porte son nom. Voulant éviter le temps difficile de la dénudation du calcanéum, et respecter plus sûrement la tibiale postérieure, il eut l'idée de laisser dans le lambeau la partie postérieure du calcanéum, il diminuait ainsi le raccourcissement. Ses résultats furent publiés en 1854 (*Congrès des naturalistes allemands à Tübingen*, par Schütze, de Saint-Pétersbourg).

Dans le même ordre d'idées est conçue l'opération de Hancock ; ce chirurgien décapite l'astragale, le scie horizontalement au-dessous des malléoles et ramène sous cet os avivé la surface de section à peu près verticale du calcanéum ; l'adaptation est rendue impossible par le tendon d'Achille et les téguments qui refusent de s'enrouler jusque sous le moignon : on ne peut en outre maintenir le contact des deux os.

1855. Sédillot (*Gaz. Hebd.*, 1855), pour obtenir la soudure des fragments osseux, abat une tranche du plateau tibial, et fait une section oblique du calcanéum ; accepté par Günther et de nombreux chirurgiens.

Legouest divise préventivement le tendon d'Achille.

En France on est peu favorable à l'amputation ostéoplastique, jusqu'au mémoire de Paulet, couronné par la Société de chirurgie, 1873.

1871. Thèse de Pasquier, substituant la section horizontale aux sections verticale et oblique. — 1873. Le Fort, procédé analogue.

1875. Bœckel (Nancy) décrit un procédé à section oblique du plateau tibial pour souder à angle droit le calcanéum sur la jambe (rapporté par Spraüel, thèse de Nancy, 1884).

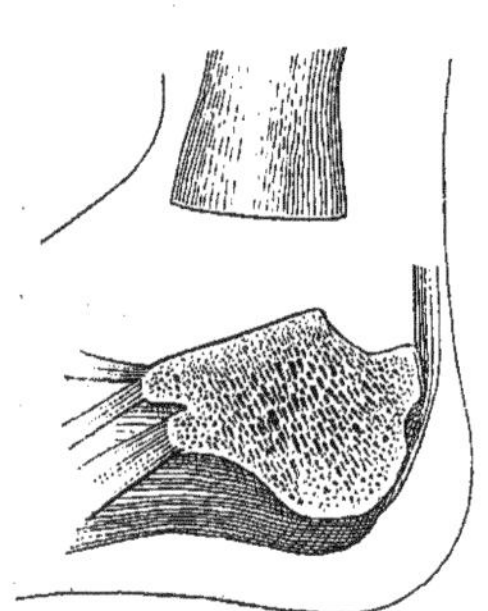

Fig. 70.

Coupe du calcanéum dans le procédé de Tauber.

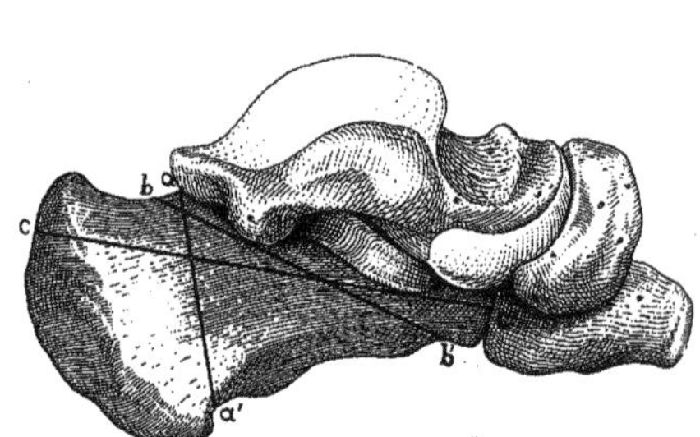

[Fig. 69.

Coupe du calcanéum d'après les procédés de Pirogoff *a. a'*. — Sédillot *b. b'*.
Pasquier-Lefort *c c'*.

Tableau comparatif des différents procédés.

Fig. 69. *a. a.* — Section verticale du calcanéum perpendiculaire à son grand axe, tombant derrière la face postérieure de l'astragale. Section horizontale des malléoles et du tibia.	Pirogoff. Pélikan. Perrin. Legouest. } Ténotomie préventive.	Malgré ses succès, mauvaise en théorie, défectueuse en pratique, possibilité de nécrose. — Nécessité pour obtenir le contact de sectionner une tranche tibiale plus grande en arrière, tension exagérée du tendon d'Achille, le fragment calcanéen bascule, s'abaisse en avant, fait avec la surface tibiale un angle ouvert; amène par glissement la cicatrice sous le point de pression, base de sustentation étroite et oblique, la marche se fait sur une peau mince, d'où ulcération et douleur.
Fig. 69. *b. b'.* — Section oblique d'arrière en avant, de haut en bas; du bord postérieur de l'astragale, vers la jointure cuboïdienne. Malléoles et tibia divisés suivant un plan parallèle à la section calcanéenne.	Sédillot. Gunther. Michaëlis.	Pare quelques accidents, mais pas tous. — Moins de nécrose. — Le tendon d'Achille est plus relâché, on n'est pas exposé comme dans le procédé précédent à une 2ᵉ section des os de la jambe. — Si le plateau calcanéen est toujours allongé d'arrière en avant, en sens inverse de la surface tibiale, il est cependant plus grand que dans le procédé de Pirogoff. Mais difficulté de la coaptation, par suite de l'abaissement de la partie antérieure du calcanéum réduite à une mince feuille, l'obliquité de la base du moignon fait porter les pressions plus sur le bord antérieur mince et cicatriciel que sur le talon. — Donc : névralgies, renversement, gangrène, nécrose, ostéite sont des accidents encore possibles et qui ont été signalés.
Fig. 70. — Section verticale antéro-postérieure passant par le grand axe. Tibia et malléole abattus horizontalement.	Taüber	Une partie des mêmes inconvénients. — Le poids du corps porte sur la peau fine et sensible de la gouttière calcanéenne interne, nerfs et vaisseaux comprimés, névromes.
Fig. 60. *c. c'.* — Section horizontale n'enlevant que le plateau supérieur. Tibia et malléoles divisés horizontalement.	Gaujot. Pasquier. Le Fort.	Incision analogue à celle de la désarticulation tibio-tarsienne de Jules Roux, facile et sûre. — Résultats excellents. — Tendon d'Achille relâché. — Nutrition assurée, coaptation aisée; l'appui sur le sol se fait normalement. — *Procédé de choix.*

Autres modifications.

Ménageant la tubérosité postérieure du calcanéum.	Skifossovski.	Peut être bonne, mais les faits manquent pour l'apprécier.
Section concave du calcanéum. — Convexe des os de la jambe.	Bruns.	Très bonne.
Division du calcanéum de haut en bas. Section du tibia sans ouverture de l'articulation.	Schütz. Watson.	On opère à l'aveugle.

BUT DES OPÉRATIONS OSTÉOPLASTIQUES.

Éviter le temps pénible de la décortication du calcanéum.

Diminuer la stagnation du pus.

Avoir un membre plus allongé qu'après la désarticulation tibio-tarsienne.

Le pied dépasse le bord du lit, il est en extension ; l'aide fixe la partie inférieure de la jambe ; saisir le pied de la main gauche pouce dessus.

SECTION VERTICALE DU CALCANÉUM (PIROGOFF). — PIED GAUCHE. — FIG. 71.

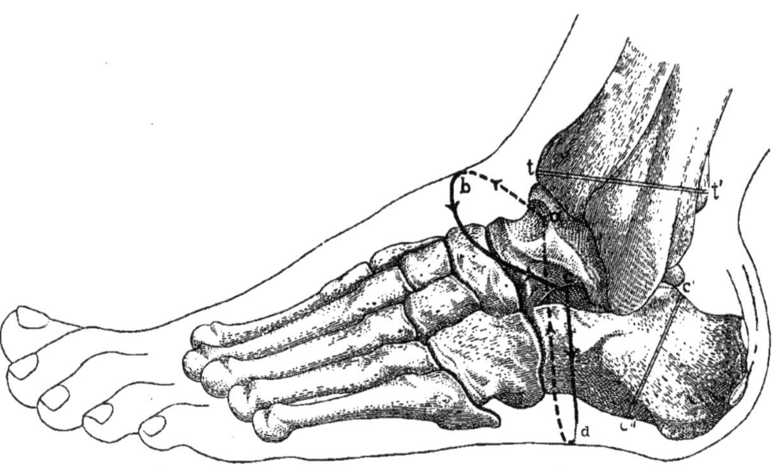

Fig. 71. — *a.* 1/2 cent. en avant de la malléole interne. — *b.* Face dorsale 2 cent. au-dessous du bord antérieur du tibia. — *c.* Point correspondant externe de *a.* — *t. t'.* Section du tibia et des malléoles. — *c'. c''.* Section du calcanéum.

1ᵉʳ Temps. { 1° Incision curviligne cutanée *abc.*
2° Incision en sous-pied *adc* à petits coups et à fond (membre en rotation en dehors puis en dedans.

2ᵉ Temps. — Libération du lambeau dorsal sur une étendue suffisante ; du lambeau talonnier sur une étendue de 2 centimètres ; ouverture de l'articulation comme dans le procédé de Syme. — Dégagement de l'astragale.

3ᵉ Temps. — (Section du tibia et des malléoles.) — L'aide rétracte les tissus ; l'opérateur dénude le bord antérieur du tibia, dégage les malléoles, déloge les tendons postérieurs de leur gaine. — Section d'une lamelle d'os plus épaisse en arrière.

4ᵉ Temps. — (Section du calcanéum). Pied tiré en avant (flexion plantaire exagérée); appliquer la scie sur la surface supérieure du calcanéum, derrière la face postérieure de l'astragale; diviser verticalement en suivant le bord antérieur du lambeau plantaire soigneusement rétracté par l'aide avec des griffes (au besoin employer la scie à chaîne ou la scie à chantourner; on peut aussi scier de bas en haut).

Possibilité d'intervertir les 3ᵉ et 4ᵉ temps.

La surface de section du tibia est horizontale à grand axe transversal, celle du calcanéum verticale, plus longue d'avant en arrière, plus étroite transversalement, d'où mauvaise adaptation. — Mouvement de bascule du calcanéum, parfois limité par l'extrémité postérieure et supérieure de cet os venant buter contre le bord postérieur du tibia; de là une tension excessive du tendon d'Achille que Legouest combat par la ténotomie préventive. On a aussi essayé de clouer le fragment calcanéen ou de le suturer.

SECTION OBLIQUE D'ARRIÈRE EN AVANT ET DE HAUT EN BAS. (SÉDILLOT). — FIG. 72.

Pied gauche (même position de l'aide et de l'opérateur).

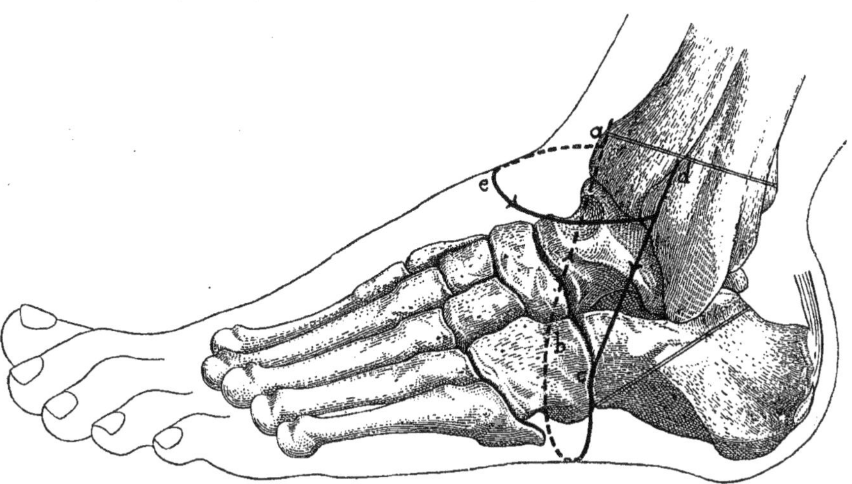

Fig. 72. — *a*. Bord interne du cou-de-pied un peu en avant et 1 cent. au-dessus de la malléole interne. — *b*. Face plantaire au niveau du scaphoïde. — *c*. Bord externe du pied en avant de l'articulation calcanéo-cuboïdienne. — *d*. En avant et au-dessus de la malléole externe (plus haut et plus en arrière que *a*.). — *e*. Dorsal au niveau du scaphoïde.

1ᵉʳ Temps. — 1° Incision *ab* oblique en avant et en bas, puis transversale plantaire *bc*, coupe le pied au niveau du bord postérieur de l'articulation de Chopart, remonte sur le bord externe *cd* (à fond, à petits coups). — C'est en somme le sous-pied de Syme, plus oblique en bas et en avant.

1ᵉʳ Temps. — 2° En avant transversale *da*, dont les origines sont un travers de doigt au-dessous des extrémités de l'incision plantaire.

Libérer : 1° le lambeau dorsal; 2° le lambeau plantaire sur deux travers de doigt.

2ᵉ Temps. — Ouvrir l'article et abaisser le pied (désarticuler suivant les règles établies).

3ᵉ Temps. — Placer le milieu de la lame de la scie en arrière de l'articulation astragalo-calcanéenne postérieure (*bb'* fig. 69), en avant de l'insertion du tendon d'Achille, indiquée par la saillie de l'astragale.

Diriger le trait de scie de haut en bas et d'arrière en avant, de manière à sortir à l'extrémité antérieure de la face inférieure du calcanéum immédiatement au-dessus de l'articulation cuboïdienne.

4ᵉ Temps. — Dégager les extrémités du tibia et du péroné ; section du tibia et des malléoles (comme dans l'opération précédente).

Le rapprochement se fait mieux.

SECTION HORIZONTALE. — PROCÉDÉ DE PASQUIER-LEFORT. — FIG. 73.

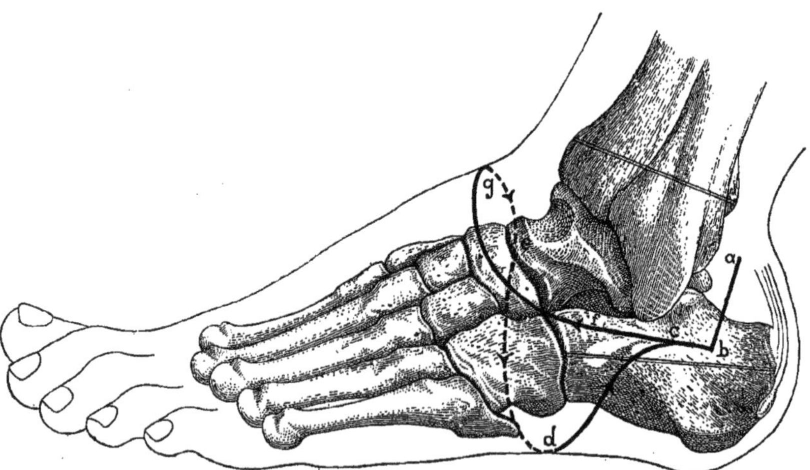

FIG. 73. — *c*. 2 cent. au-dessous. 1 cent. en arrière de la malléole externe. — *d*. Bord externe, un peu en arrière du tubercule du 5ᵉ métatarsien. — *e*. Bord interne, niveau de la tubérosité scaphoïdienne. — *g*. Correspond à l'articulation astragalo-scaphoïdienne.

1ᵉʳ Temps. — (Incision facultative *ab*) 3 centimètres de long derrière la malléole externe, 1/2 centimètre en avant du tendon d'Achille. Signalée par Le Fort.)

1° Incision transversale *bf* jusqu'au tiers antérieur du calcanéum, de là courbe *fge* à convexité antérieure s'arrête en *e* (incision cutanée), soulever et tordre le pied, puis incision plantaire *ed* (à petits coups et à fond) coupe la plante au niveau du bord postérieur du cunéiforme. — Revenir par *dc*.

2ᵉ Temps. — Disséquer et relever le lambeau dorsal pour mettre à découvert l'articulation tibio-tarsienne ; isoler les parties internes pour éviter la tibiale postérieure derrière la malléole ; ouvrir l'articulation.

Section des parties antérieure et postérieure de la capsule, des tendons et du ligament latéral externe en rasant les os. — Isoler la surface inférieure du tibia et la réséquer avec les malléoles.

Dénuder la face interne du calcanéum.

3ᵉ Temps. — Saisir, avec le davier de Farabeuf, les faces latérales de l'astragale, tirer jusqu'à ce que le plateau supérieur du calcanéum en arrière comme en avant saille hors de la plaie. — (Là l'incision *a. b.* est utile).

Donner le trait de scie de dedans en dehors et d'arrière en avant au-dessous du bec de la petite apophyse ; terminer lentement pour ne pas faire éclater l'extrémité cuboïdienne du calcanéum.

Cicatrice antéro-latérale, externe, très élevée au-dessus du sol ; — marche sur la peau du talon. — Réunion plus satisfaisante, — possibilité de nécrose du calcanéum (Esmarck, en Allemagne, et, en France, Bérenger-Féraud, puis Pasquier, ont fait la suture osseuse).

Le Fort désarticule le pied tout entier, à l'exception du calcanéum, puis procède à la section des os. — Chauvel et Esmarck opèrent en dégageant suffisamment la face supérieure de la tubérosité postérieure du calcanéum pour engager une scie étroite et terminer comme nous l'avons vu précédemment.

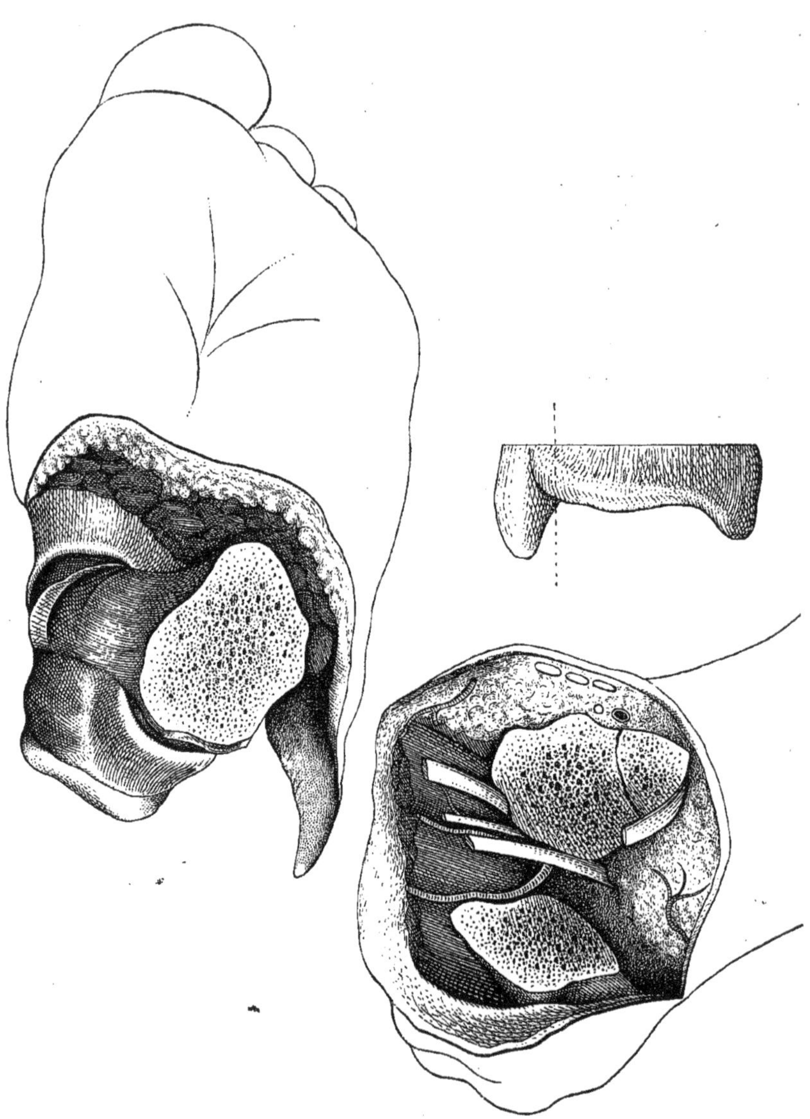

Fig. 74 — Amputation ostéo-plastique. — Lambeau obtenu par le procédé Pasquier-Lefort.

SECTION VERTICALE ANTÉRO-POSTÉRIEURE. — FIG. 75.

(Tauber, Congrès de Saint-Pétersbourg, 1885. — Rapportée de Varsovie par Lepars).

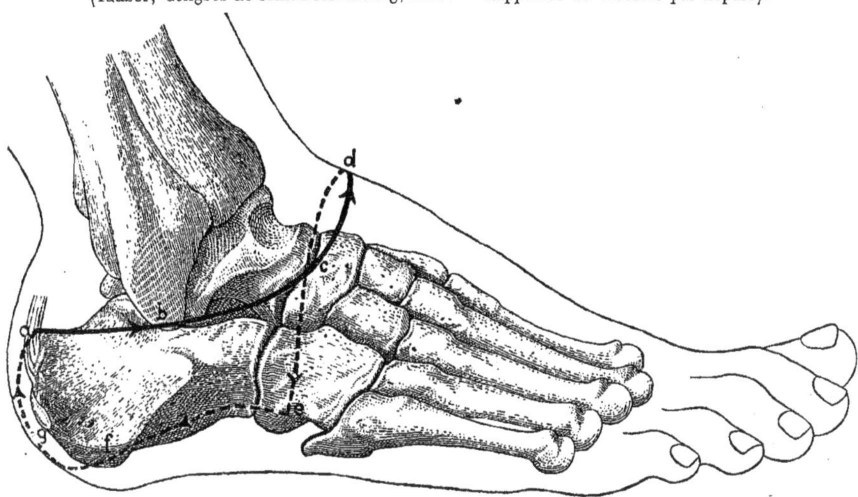

Fig. 75. — *a*. Côté externe de l'insertion du tendon d'Achille. — *b*. Immédiatement au-dessus de la malléole externe. — *c*. Niveau de l'interligne de Chopart. — *e*. Niveau de l'articulation calcanéo-cuboïdienne sur la ligne médiane plantaire.

1er Temps. — Incision transversale sur la face externe du talon *abc* contourne le dos du pied en *cd*; descend directement sur le côté interne, revient sous la plante *ce*, et rejoint par la région médiane le point *a* par *e. f. g.*

2e Temps. — Ouverture de l'articulation tibio-tarsienne par section des ligaments externes péronéo-astragalien et péronéo-calcanéen, puis des ligaments capsulaire astragalo-scaphoïdien et deltoïdien.

3e Temps. — Désarticuler l'astragale et l'enlever. — Désarticuler l'avant-pied dans l'articulation de Chopart. — Renverser le calcanéum, le fixer et le scier perpendiculairement dans son axe antéro-postérieur. — Enlever ainsi la moitié externe, en suivant la coupe plantaire des parties molles. — La tibiale postérieure est intacte.

4e Temps. — Section supra-malléolaire.

Adaptation par renversement du lambeau interne.

L'opération de Pirogoff est bonne surtout avec la modification de Pasquier, malgré l'opinion contraire de Kestner et Craft. — Revenant sur le jugement porté contre elle en 1869, on peut dire qu'elle donne d'excellents résultats fonctionnels. Mais il faut pour cela, comme le fait remarquer Farabeuf, l'intégrité des parties molles du talon et de l'os.

CHAPITRE IX

AMPUTATION DE VLADIMIROFF (MICKULIZ)

Consiste dans l'ablation du talon entier (section du plateau péronéo-tibial, extirpation de l'astragale et du calcanéum) et dans la soudure des os de la jambe à la rangée inférieure du tarse avivée. Elle est applicable aux cas où l'affection osseuse est limitée au segment postérieur du tarse et à l'articulation tibio-tarsienne.

Considérée par beaucoup de chirurgiens comme une résection, nous n'hésitons pas à la ranger au contraire parmi les amputations, auxquelles elle appartient aux mêmes titres que l'opération de Pirogoff.

HISTORIQUE

Communiquée et discutée au Congrès de Kazan 1871, par Wladimiroff, elle est oubliée ensuite ; reprise par Mickuliz, assistant de Billroth, 1881. qui ignorait l'opération précédente. — La priorité est contestée par Sklifozowski de Moscou, à la suite d'une communication de Lauenstein au Congrès de Copenhague 1884. — Peu de retentissement en France. — Mémoire de Chauvel 1887. — Première opération de Röhmer de Nancy, 1885. — 1888, Berger à Lariboisière et Chaput à Tenon. — Wright a demandé vainement la priorité pour Syme. Elle est l'objet d'une étude spéciale de Simon (thèse 1889) ; Labouesse (Bordeaux, 1890) ; Ollier, *Revue chirurgie*, 1891.

INDICATIONS PATHOLOGIQUES

Elle a été faite pour :

1° Des lésions tuberculeuses.
2° Des ulcérations rebelles du talon.
3° Des fractures vicieusement consolidées.
4° Des lésions accidentelles.
5° Ostéosarcomes du calcanéum.
6° Sarcome mélanique du calcanéum.

AMPUTATION VLADIMIROFF (MICKULIZ). — FIG. 76.

Le sujet est couché sur le ventre, l'opérateur se place vis-à-vis la plante du pied.

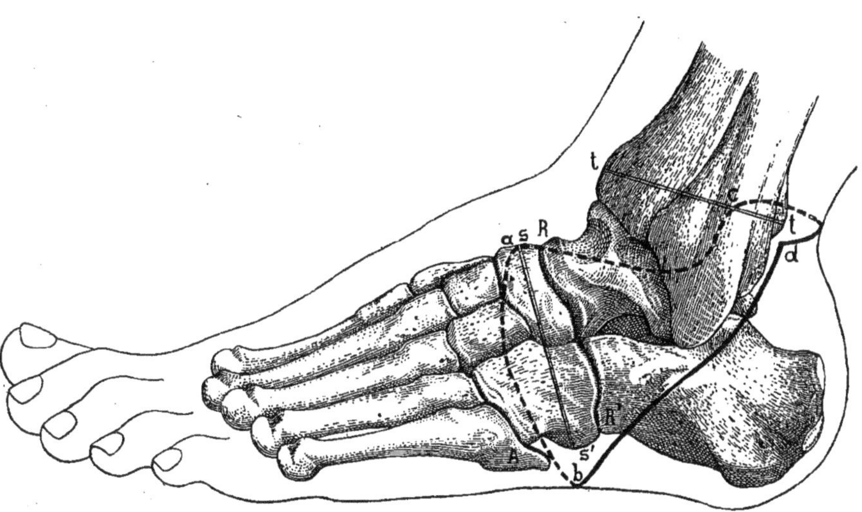

Fig. 76. — *a*. Un peu en avant de la tubérosité du scaphoïde. — *b*. Bord externe du pied au niveau du cuboïde, 1 cent. en arrière de *A*. — *c*. Base de la malléole interne près du bord postérieur. — *d*. Bord postérieur du péroné, point correspondant à *c*. — *r*. *r'*. Interligne de Chopart. — *t*. *t'* Trait de section du tibia et du péroné. — *s*. *s'*. Section transversale du scaphoïde et du cuboïde.

1er Temps.
(à fond jusqu'aux os).

1° *ab* incision transversale plantaire.

2° (Pied en extension forcée et abduction.) Porter la pointe du couteau en *c*, descendre jusqu'au sommet de la malléole; recourber et rejoindre en *a*. l'incision plantaire.

3° (Pied en rotation en dedans). De *d* mener l'incision externe *db* correspondant à l'incision interne *ca*.

4° Réunir *c* à *d* par une incision semi-circulaire transversale postérieure (section du tendon d'Achille).

2e Temps.
Aide soulève la jambe; pied fortement fléchi au début; luxé ensuite.

1° Dissection des parties molles postérieures vers le talon (en suivant les règles indiquées pour cette désarticulation).

2° Ouverture de l'articulation tibio-tarsienne d'arrière en avant (luxer complètement).

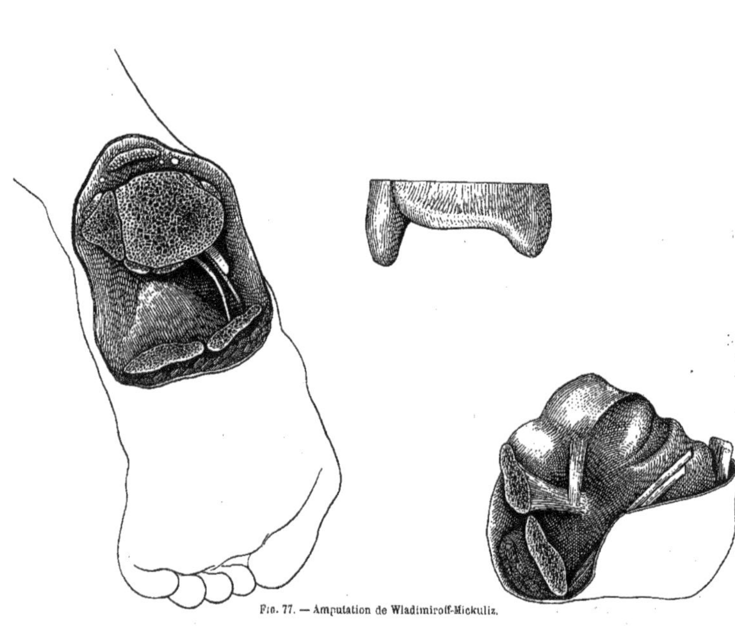

Fig. 77. — Amputation de Wladimiroff-Mickuliz.

2e Temps.
- 3° Sortir par la partie antérieure de l'articulation, disséquer les parties molles dorsales en ménageant la pédieuse et les nerfs antérieurs, jusqu'à l'articulation de Chopart.
- 4° Ouvrir l'articulation de Chopart (rr') par la partie inférieure.

3e Temps.
- Dégager les tendons de leur gouttière ; soulever et détacher le périoste péronéo-tibial.
- Section horizontale du tibia et du péroné en tt'.

4e Temps. — Résection dans le sens transversal des surfaces articulaires postérieures du scaphoïde s et du cuboïde c'.

5e Temps. — ss' s'adapte sur tt' (pied en hyperextension sur la jambe).

(Appareil plâtré Mickulicz, Chaput ; suture métallique, suture catgut.)

Wladimiroff enlève un segment de jambe plus grand ; Farabeuf le proportionne à la longueur des métatarsiens ; pour avoir le redressement définitif des orteils, Löbker propose la section sous-cutanée des tendons fléchisseurs plantaires. (Inutile.)

Röser, pour éviter une gangrène paralytique consécutive à la section du nerf plantaire, isole ce dernier, puis, l'opération achevée, le diminue de longueur et suture le bout périphérique au bout central. (Complication bien inutile.)

RÉSULTAT. — Cicatrice linéaire et postérieure : l'avant-pied est dans l'axe de la jambe. — L'opéré marche sur le talon antérieur. De chaque côté la peau forme des replis disgracieux qui disparaissent plus tard.

Inconvénients. — Complications possibles : suppurations consécutives à des esquilles, retard de la consolidation osseuse, récidive de certaines lésions ; gangrène par suite de la section possible de la pédieuse, des vaisseaux tibiaux postérieurs, et surtout de celle du nerf tibial postérieur qui entraîne des troubles trophiques.

Pour éviter ces inconvénients, on peut s'adresser aux procédés de Berger, 1888 ; de Jaboulay et Laguaite (*Lyon médical*, 1889) et surtout à celui d'Ollier.

PROCÉDÉ DE BERGER. — FIG. 78.

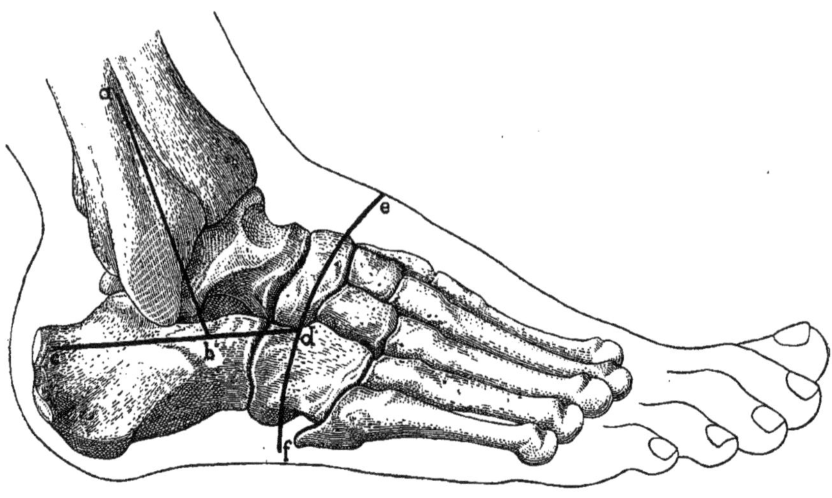

ab verticale le long du bord externe du péroné rejoint en *b* sous la malléole externe l'incision *cbd* perpendiculaire à la direction de *ab*, commençant au niveau du bord postérieur du calcanéum et se terminant un peu en avant de l'articulation de Chopart. — La ligne d'incision est terminée à ce niveau par la courbe dorsale *fde* parallèle et un peu antérieure à l'interligne médio-tarsien.

Désavantage. — Énorme coque talonnière ; peu de jour pour les sections osseuses.

PROCÉDÉ DE JABOULAY ET LAGUAITE. — FIG. 79.

1° Incision transversale *abe* (externe).

2° Se recourbe en *e*, contourne le bord externe du pied en *f* et sectionne transversalement la plante jusqu'en *d*.

3° Rejoint *d* à *a* suivant la courbe du talon (incision annexe facultative *ss'*).

abe et *f* délimitent un rectangle comprenant la face externe et postérieure du talon, la face interne conservant pour la nutrition ses vaisseaux et ses nerfs.

Pied en hyperextension sur la jambe.

PROCÉDE DE JABOULAY ET LAGUAITE. — FIG 79.

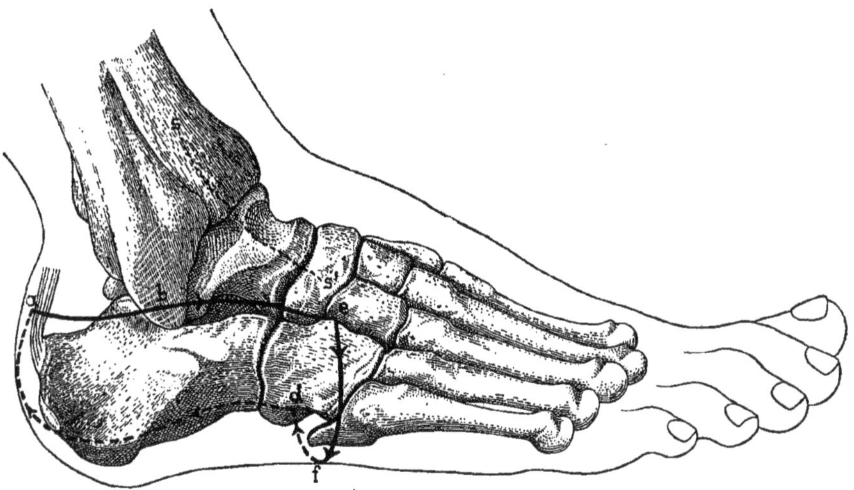

Fig. 79. — *a*. Côté interne du tendon d'Achille. Sur une ligne passant à un travers de doigt au-dessus du sommet de la malléole externe. — *b*. 1 cent. au-dessus de la malléole externe. — *e*. Niveau de l'interligne scaphoïdo-cunéen. — *d*. Bord interne du cuboïde. — *f*. Même niveau au bord externe du pied que *d*.

PROCÉDÉ D'OLLIER. — FIG. 80.

1ᵉʳ Temps.
(Inciser la peau seulement.) / Incision verticale le long du tendon d'Achille, *a*. *b*. continue plantaire *b*. *c*. se dirigeant vers l'apophyse du cinquième métatarsien suivant la direction du nerf plantaire externe qu'elle ménage ainsi que l'artère plantaire externe.

2ᵉ Temps. — Écarter les lèvres de la plaie; diviser le tendon d'Achille en le laissant adhérer à la gaine périostique; inciser à fond jusqu'à l'os dans toute la hauteur *ab* — couche par couche dans la partie *bc*.

3ᵉ Temps. — Décortiquer le calcanéum, l'extirper.

4ᵉ Temps. — Opérer de même sur l'astragale.

5ᵉ Temps. — Faire saillir l'avant-pied, enlever si c'est nécessaire la rangée antérieure du tarse.

6ᵉ Temps. — Aviver l'extrémité inférieure tibio-péronière et celle de la rangée osseuse du tarse si on l'a conservée.

7ᵉ Temps. — Coapter exactement les surfaces de section.

Pour éviter le bourrelet disgracieux des parties molles, en retrancher une partie en évitant le paquet vasculo-nerveux.

Procédé de choix réduit au minimum les délabrements à opérer et les craintes de sphacèle.

Quelle est la valeur de cette opération au point de vue fonctionnel? Nous pensons qu'il convient de se montrer réservé jusqu'à ce que les faits nous aient montré ses résultats définitifs. Toutefois, avec le professeur Ollier, nous croyons que si elle peut être employée dans les cas où la peau du talon est le siège d'un néoplasme ou bien quand elle a été détruite par une lésion quelconque, pour les ostéo-arthrites du tarse, il convient au-dessous de trente ans de lui préférer la tarsectomie postérieure avec pied en position normale, ou amputation avec lambeau talonnier doublé du périoste calcanéen,

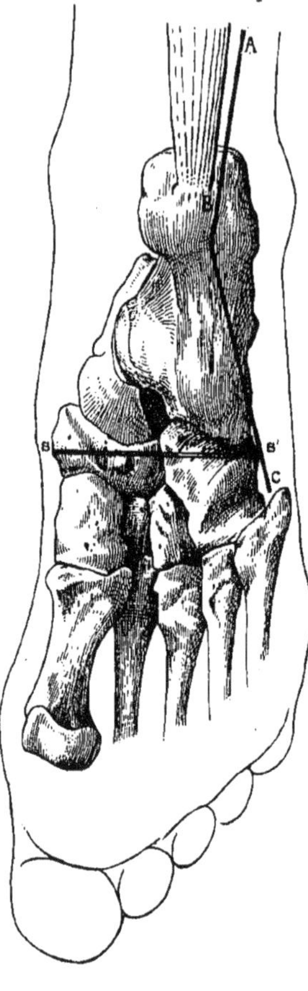

Fig. 80.

A. A 8 cent. au-dessus de la tubérosité postérieure du calcanéum du côté externe du tendon d'Achille.

b. Pointe du talon.

s s'. Section osseuse.

sauf dans les cas où il faudrait sectionner à plus de 6 centimètres des malléoles.

Il y a plus d'indications chez les adultes, où la reproduction osseuse fait défaut.

PIED (RÉGION DORSALE)

A. P.   Artère pédieuse.
A. C.   Artère collatérale du gros orteil.
T. J. A.   Tendon du jambier antérieur.
T. E. P. G. O. Tendon de l'extenseur propre du gros orteil.
C. P. L.   Court péronier latéral.
M. P.   Muscle pédieux.
T. E. C. O. Tendon de l'extenseur commun des orteils.
T. P. A.   Tendon du péronier antérieur.
N. T. A.   Nerf tibial antérieur.
N. S. I.   Nerf saphène interne.
N. S. E.   Nerf saphène externe.
N. M. C.   Nerf musculo-cutané.
V.   Veines.

C.PL
N.S.E
V
M.P
T.E.C.O
N.M.C
T.P.A
V
T.J.A
N.T.A
A.P
N.S.I
T.E.P.G.O
o.C.

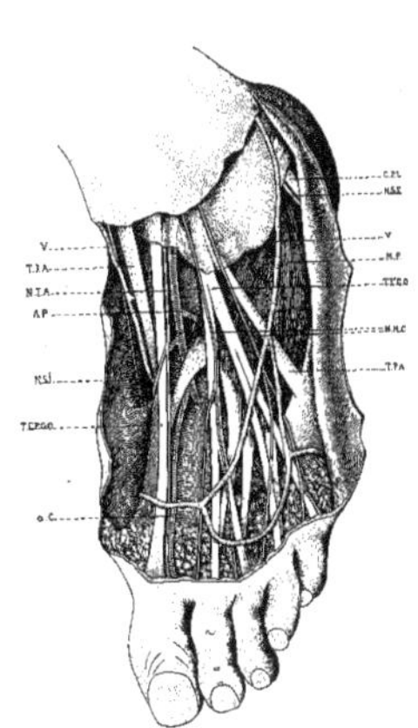

Fig. 81.

PIED (FACE PLANTAIRE).

T. C. F. P. Tendon court fléchisseur plantaire sectionné.

T. F. P. G. O. Tendon du fléchisseur propre du gros orteil.

A. G. O. Section de l'adducteur du gros orteil.

T. F. C. Tendon du fléchisseur commun des orteils.

A. P. E. Artère plantaire externe.

A. P. I. Artère plantaire interne.

A. L. F. C. Accessoire du long fléchisseur commun.

C. F. P. Partie du court fléchisseur plantaire sectionné à une petite distance de son insertion calcanéenne.

C. Coupe du calcanéum. Le segment inférieur a été enlevé avec la plus grande partie de l'insertion du court fléchisseur plantaire et de l'abducteur du petit orteil.

A. b. p. o. Abducteur du petit orteil.

N. E. P. Nerf plantaire externe.

N P. I. Nerf plantaire interne.

A. p. E. C. Aponévrose commune d'enveloppe du cou-de-pied.

A. p. n. Aponévrose d'enveloppe particulière au paquet vasculo-nerveux.

A. T. P. Tibiale postérieure.

N. T. P. Nerf tibial postérieur.

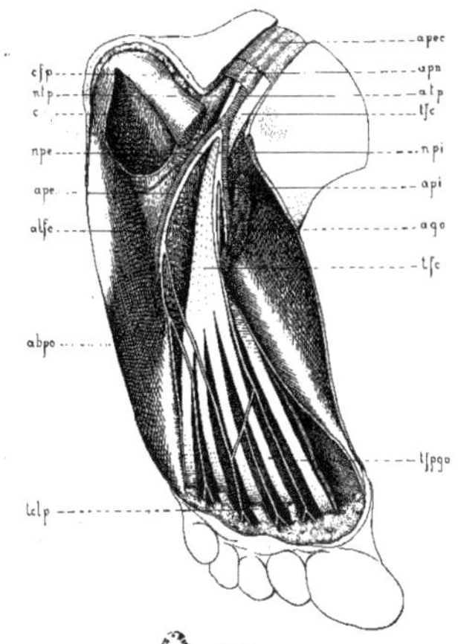

Fig. 92

LIGAMENTS DORSAUX ET EXTERNES DU PIED

1. Ligament antérieur de l'articulation péronéo-tibiale inférieure.
2. Ligament restiforme péronéo-calcanéen.
3. Ligament externe de l'articulation calcanéo-astragalienne.
4. Ligament latéral externe antérieur de l'articulation tibio-tarsienne.
5. Faisceau antérieur du ligament interosseux de l'articulation calcanéo-astragalienne.
6. Ligament en Y de l'articulation médio-tarsienne.
7. Faisceau externe ou calcanéo-cuboïdien de ce ligament.
8. Faisceau interne ou calcanéo-scaphoïdien de ce ligament.
9. Ligament dorsal interne de l'articulation médio-tarsienne.
10. Surtout ligamenteux antérieur de l'articulation tibio-tarsienne.
11. Ligament dorsal externe de l'articulation médio-tarsienne.
12. Ligament étendu du scaphoïde au 3e cunéiforme et au cuboïde. — Partie de ce ligament qui vient s'attacher au cuboïde.
13. Ligament unissant le 2e au 3e cunéiforme.
14. Ligament unissant le cuboïde au 3e cunéiforme et au 4e métatarsien.
15. Ligament unissant le cuboïde au 5e métatarsien.
16. Ligament étendu du 5e au 4e métatarsien.
17. —   — du 4e au 3e métatarsien.
18. —   — du 3e cunéiforme au 3e métatarsien.
19. —   — du 2e cunéiforme au 2e métatarsien.
20. —   — du 2e au 3e métatarsien.
21. —   — du 1er cunéiforme au 2e métatarsien.
22. Ligaments latéraux externes des articulations métatarso-phalangiennes.
23. Ligament calcanéo-astragalien postérieur.

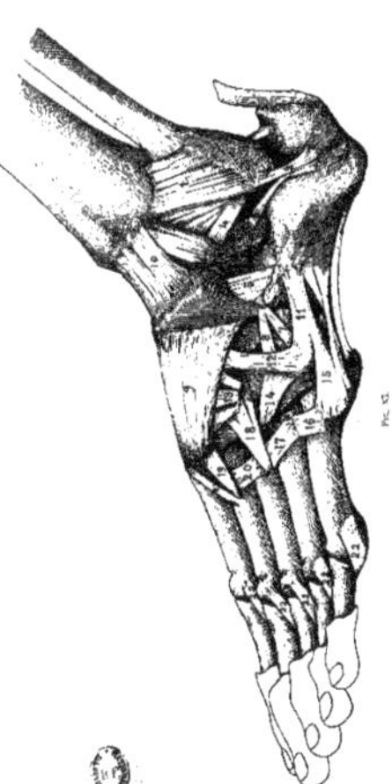

LIGAMENTS PLANTAIRES.

L. C. C. P.   Ligament calcanéo-cuboïdien plantaire.
I.. C. S. P.   Ligament calcanéo-scaphoïdien profond.
E. T. J. P.   Expansion du tendon du jambier postérieur au métatarsien
               et au 5ᵉ cunéiforme.
T. L. P. L.   Tendon long péronier latéral.
L. 5ᵉ M. 5ᵉ C. Ligament allant du 5ᵉ métatarsien au 5ᵉ cunéiforme.
I.. I. P.   Ligament intermétatarsien plantaire.
I.. C. S. I.   Ligament calcanéo-scaphoïdien inférieur.
L. S. 1ᵉʳ C.   Ligament unissant le scaphoïde au 1ᵉʳ cunéiforme.

lccp
tlpl
lscs
lip
lcsi
lcsp
etjp
lsrc

Fig. 81.

1. Ligament latéral externe de l'articulation tibio-tarsienne.
2. Ligament péronéo-astragalien postérieur.
3. Ligament postérieur de l'articulation péronéo-tibiale inférieure.
4. Faisceau profond du ligament latéral interne de l'articulation tibio-tarsienne.
5. Faisceau postéro-superficiel de ce même ligament.
6. Ligament latéral interne unissant le bord antérieur de la malléole interne aux scaphoïdes calcanéum et astragale.
7. }
8. } Ligament calcanéo-cuboïdien formant deux faisceaux { supérieur. / inférieur.
9. Ligaments dorsaux du scaphoïde et du 1ᵉʳ cunéiforme.
10. Ligament plantaire de l'articulation du 1ᵉʳ cunéiforme et du 1ᵉʳ métatarsien.
11. Ligaments externes et dorsaux de la même articulation.
12. Ligament latéral interne de l'articulation métatarso-phalangienne.
13. Ligament latéral interne de l'articulation phalango-phalangettienne.
14. Ligament postérieur de l'articulation calcanéo-astragalienne.
15. Tendon du fléchisseur propre du gros orteil.
16. Tendon du jambier postérieur.
a. Gaine de ces muscles.

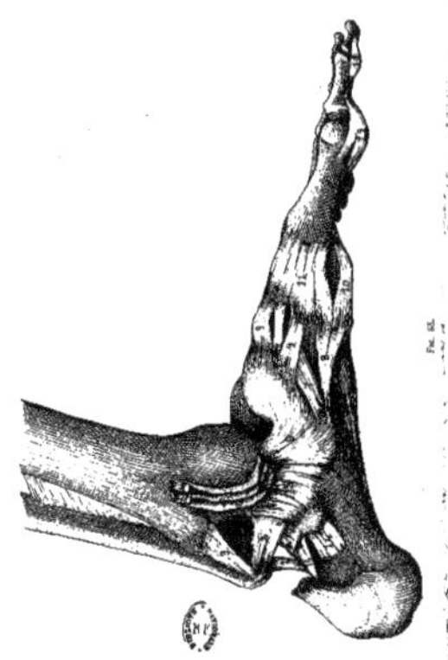

TABLE DES FIGURES

TABLE DES MATIÈRES

CHAPITRE PREMIER

CHAPITRE II

CHAPITRE III

AMPUTATION DES MÉTATARSIENS DANS LA CONTINUITÉ

CHAPITRE IV

AMPUTATIONS TRANSVERSALES IRRÉGULIÈRES DU TARSE

CHAPITRE V

DÉSARTICULATION MÉDIO-TARSIENNE OU DE CHOPART

CHAPITRE VI

AMPUTATION SOUS-ASTRAGALIENNE

CHAPITRE VII

AMPUTATION TIBIO-TARSIENNE

CHAPITRE VIII

AMPUTATIONS OSTÉO-PLASTIQUES

CHAPITRE IX

AMPUTATION DE VLADIMIROFF-MICKULICZ

27 797. — Imprimerie Lahure, 9, rue de Fleurus, à Paris.

A LA MÊME LIBRAIRIE

Traité des Résections et des opérations conservatrices que l'on peut pratiquer sur le système osseux, par le Dr L. OLLIER, professeur de clinique chirurgicale à la Faculté de médecine de Lyon :
3 volumes gr. in-8° avec figures........................... 50 fr.
> Tome I. *Introduction. — Résections en général.* Avec 127 figures.... 16 fr.
> Tome II. *Résections en particulier. Membre supérieur.* Avec 156 figures. 16 fr.
> Tome III. *Résections en particulier. Résections du membre inférieur, tête et tronc.*
> 1 vol. in-8° avec 224 figures .... 22 fr.

Précis de manuel opératoire, Ligatures, Amputations, Résections, etc., par M. L.-H. FARABEUF, professeur à la Faculté de médecine de Paris. Nouvelle édition, entièrement revue. 2 volumes petit in-8° avec nombreuses figures.
> Tome I. *Ligatures des artères. Amputations.* 1 volume petit in-8° avec 532 figures...................................... 15 fr.
> Tome II. 1er fascicule : *Résections.* Ce premier fascicule sera remis gratuitement aux acheteurs du Tome Ier.

Traité de chirurgie, publié sous la direction de MM. Simon DUPLAY, professeur de clinique chirurgicale à la Faculté de médecine de Paris et Paul RECLUS, professeur agrégé, chirurgien des hôpitaux, par MM. BERGER, BROCA, PIERRE DELBET, DELENS, GÉRARD-MARCHANT, HARTMANN, HEYDENREICH, JALAGUIER, KIRMISSON, LAGRANGE, LEJARS, MICHAUX, NÉLATON, PEYROT, PONCET, QUÉNU, RICARD, SEGOND, TUFFIER, WALTHER. 8 forts volumes gr. in-8° avec de nombreuses figures dans le texte........................... 150 fr.

Leçons cliniques sur les maladies de l'appareil locomoteur (*os, articulations, muscles*) par le Dr KIRMISSON, professeur agrégé à la Faculté de médecine, chirurgien des hôpitaux, membre de la Société de chirurgie. 1 volume in-8° avec figures dans le texte................... 10 fr.

Traité des Tumeurs blanches (*ostéo-arthrites tuberculeuses des membres chez l'enfant*), par A. BROCA, chirurgien des hôpitaux. 1 vol. petit in-8°. 2 fr. 50

La Tuberculose chirurgicale, par A. LANNELONGUE, professeur à la Faculté de médecine de Paris. 1 volume petit in-8°................. 2 fr. 50

Maladies infectieuses et parasitaires des Os, par M. GANGOLPHE, professeur agrégé de la Faculté de médecine, chirurgien en chef désigné de l'Hôtel-Dieu de Lyon. 1 vol. in-8° avec figures.................... 16 fr.

Petit Atlas complet d'anatomie descriptive du corps humain, par J.-N. MASSE. Nouvelle édition augmentée de tableaux synoptiques d'anatomie descriptive. 1 vol. in-18, demi-reliure tranches dorées, composé de 113 planches, comprenant 5 à 600 figures dessinées d'après nature et gravées sur acier, avec texte explicatif.................... 20 fr.

L'amputation du membre supérieur dans la contiguïté du tronc (amputation interscapulo-thoracique), par M. P. BERGER, chirurgien de l'hôpital Tenon. 1 vol. in-8° avec figures dans le texte et 2 planches. 10 fr.

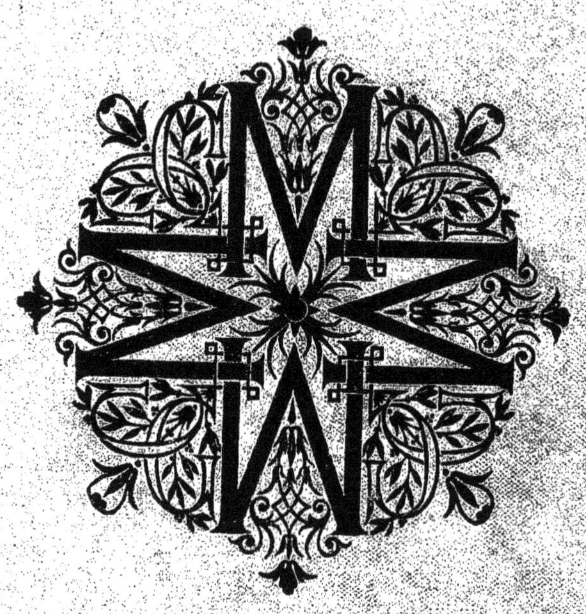

BIBLIOTHEQUE NATIONALE DE FRANCE
3 7531 02744376 2

www.ingramcontent.com/pod-product-compliance
Ingram Content Group UK Ltd.
Pitfield, Milton Keynes, MK11 3LW, UK
UKHW020839120726
13693UKWH00002B/732